Алексей Шушарин
Марина Половинка

Консервативное лечение асептического некроза головки бедренной кости

Алексей Шушарин
Марина Половинка

Консервативное лечение асептического некроза головки бедренной кости

LAP LAMBERT Academic Publishing

Impressum / Выходные данные

Bibliografische Information der Deutschen Nationalbibliothek: Die Deutsche Nationalbibliothek verzeichnet diese Publikation in der Deutschen Nationalbibliografie; detaillierte bibliografische Daten sind im Internet über http://dnb.d-nb.de abrufbar.

Библиографическая информация, изданная Немецкой Национальной Библиотекой. Немецкая Национальная Библиотека включает данную публикацию в Немецкий Книжный Каталог; с подробными библиографическими данными можно ознакомиться в Интернете по адресу http://dnb.d-nb.de.

Coverbild / Изображение на обложке предоставлено: www.ingimage.com

Verlag / Издатель:
LAP LAMBERT Academic Publishing
ist ein Imprint der / является торговой маркой
OmniScriptum GmbH & Co. KG
Heinrich-Böcking-Str. 6-8, 66121 Saarbrücken, Deutschland / Германия
Email / электронная почта: info@lap-publishing.com

Herstellung: siehe letzte Seite /
Напечатано: см. последнюю страницу
ISBN: 978-3-659-57080-3

Zugl. / Утверд.: Новосибирск, ИХБФМ СО РАН, 2014

ОГЛАВЛЕНИЕ

Список сокращений

АНГБК – асептический некроз головки бедренной кости

ВАШ - визуальная аналоговая шкала

ВИЧ - вирус иммунодефицита человека

ГК – гиалуроновая кислота

ДОА – деформирующий остеоартроз

ЖКТ – желудочно-кишечный тракт

МКБ – Международная классификация болезней

МРТ – магнитно-резонансная томография

НПВП – нестероидные противовоспалительные препараты

ОА – остеоартроз

ОАТС – остеоартроз тазобедренного сустава

ПИРА – постизометрическая релаксация

ПФ – перфторан

ПФУС – перфторуглеродные соединения

ТБС – тазобедренный сустав

ТЭТС – тотальное эндопротезирование тазобедренного сустава

ЦОГ – циклооксигеназа

УЗД – ультразвуковая диагностика

УЗИ – ультразвуковое исследование

Rg-контроль – рентген-контроль

ВВЕДЕНИЕ

Остеонекроз, асептический некроз, аваскулярный или ишемический некроз головки бедренной кости, представляет собой патологический процесс, который является результатом нарушения кровоснабжения тазобедренного сустава (ТБС). Предрасполагающие факторы к асептическому некрозу головки бедренной кости (АНГБК) включают травму проксимального отдела бедренной кости и вертлужной впадины, применение кортикостероидов, болезнь Кушинга, злоупотребление алкоголем, заболевания соединительной ткани, особенно системная красная волчанка, остеомиелит, вирус иммунодефицита человека (ВИЧ), трансплантацию органов, болезнь Легга-Кальве-Пертеса, гемоглобинопатии, в том числе серповидно-клеточную анемию, гиперлипидемию, подагру, почечную недостаточность, беременность и лучевую терапию с захватом головки бедренной кости. Пациенты с АНГБК отмечают боли над пораженным участком бедра; боль может иррадиировать в пах, ягодицы, и проксимальный отдел нижней конечности. При постоянном болевом синдроме по мере прогрессирования заболевания диапазон движения пациента постоянно уменьшается.

Лечение АНГБК, проблема, которой посвящена монография, является не только медицинской, но и социально значимой, поскольку прогрессирующий остеонекроз неизбежно ведет к развитию болевого синдрома, снижению качества жизни и инвалидности. На сегодняшний день, по мнению многих ревматологов и травматологов-ортопедов, АНГБК является абсолютным показанием к дорогостоящей и тяжелой операции тотального эндопротезирования тазобедренного сустава (ТЭТС). Несмотря на успехи хирургического лечения, АНГБК является актуальной проблемой амбулаторной ортопедии. В то же время безоперационное лечение больных с АНГБК большинством медиков рассматривается как недостаточно эффективное, как из-за поздней диагностики заболевания, так и из-за применения препаратов с малой или недоказанной эффективностью. В этой связи продолжается поиск методик, обеспечивающих достоверный лечебный эффект консервативного лечения пациентов с АНГБК.

Цель исследования.

Разработка системы лечебных мероприятий, направленных на улучшение результатов консервативного лечения ранних стадий асептического некроза головки бедренной кости, на основе создания технологий, направленных на эффективное снятие болевого синдрома, воспалительных явлений и улучшения микроциркуляции в суставе.

Задачи исследования.

1. Провести сравнительный анализ существующих методик консервативного лечения АНГБК различной этиологии и оценить эффективность и прогнозы проводимого органосберегающего лечения.

2. Изучить морфологические особенности течения АНГБК и особенности действия применяемых оксигенирующих ткани препаратов.

3. Разработать алгоритм диагностики ранних стадий АНГБК на основе данных комплексного клинико-рентгенологического, магнитно-резонансного, биохимического, ультразвукового и иммунологического обследования пациентов.

4. Разработать новые методики консервативного лечения АНГБК в зависимости от стадийности развития процесса и сопутствующих патологий.

5. Усовершенствовать способы медикаментозного и физиотерапевтического воздействия, включая внутрисуставные инъекции препаратов под контролем УЗИ, и обосновать применение новых методик консервативного лечения АНГБК на основе представлений об этиопатогенетических механизмах развития заболевания.

6. Изучить ближайшие и отдаленные результаты лечения АНГБК по предложенным методикам с точки зрения снижения болевого синдрома, регенеративных процессов в головке бедренной кости и улучшения функции тазобедренного сустава.

Изучаемые явления.

В исследовании принимали участие пациенты с АНГБК, в основном I и II стадии, которым проводилась оценка болевого синдрома, воспаления и деструктивных процессов в пораженном суставе (суставах). Результаты лечения считались положительными при значительном снижении болевого синдрома (шкала боли ВАШ), купировании отека и воспаления, стимуляции регенеративных процессов в суставе (УЗИ, МРТ, КТ) и улучшении функциональной подвижности сустава (шкала Харриса).

Объект исследования.

С 2009 по 2013 год в исследовании приняли участие пациенты с идиопатическим АНГБК, с АНГБК на фоне различных сопутствующих патологий: коксартроз, ревматоидные заболевания, остеопения и остеопороз. Пациенты с АНГБК после беременности, пациенты с АНГБК после проведенной операции эндопротезирования, пациенты с АНГБК на фоне хронизированных инфекций - генитального герпеса, боррелиоза, грибковых инфекций, пациенты с нарушением коагуляционных свойств крови. Все пациенты подписали информированное согласие на участие в исследовании.

Критериями включения в исследование были: достоверный диагноз АНГБК I и II стадии, верифицированный по данным МРТ и Rg-снимков, боль по шкале ВАШ >30, отсутствие беременности и хронической сопутствующей патологии в стадии декомпенсации.

Методы исследования.

Наиболее эффективными методами диагностики и определения стадийности АНГБК являются технологии МРТ и КТ. Эти методы использовались авторами в первую очередь. В меньшей степени для диагностики применяли Rg-технологии.

Оценку воспаления в суставе, особенно при сопутствующем коксартрозе, проводили с использованием УЗИ. Постановка внутрисуставных инъекций проводилась всегда под контролем УЗИ, с медиального или латерального доступа.

В комплексных методиках, включающих внутрисуставное введение препаратов и физиотерапию, использовали приборы ударно-волновой терапии, лазеротерапии, магнитотерапии и прессотерапии.

При лечении АНГБК инфекционной этиологии использовали данные анализов ПЦР real time крови и синовиальной жидкости.

В разработке комплексных методик безоперационного лечения АНГБК на ранних стадиях процесса, на так называемой стадии предколлапса, использовали препарат перфторан (производитель ОАО «НП Перфторан», Россия). Перфторан (ПФ) – плазмозамещающее средство на основе перфторорганических соединений, который обладает ярко выраженной способностью осуществлять эффективный газообмен в ишемизированных тканях и, удаляя накопившиеся токсические недоокисленные продукты, оказывает выраженный противовоспалительный и мембраностабилизирующий эффект. Работа проводилась в Центре Новых медицинских технологий (ЦНМТ) Института химической биологии и фундаментальной медицины СО РАН (ИХБФМ СО РАН) с 2009 года. За это время в отделении восстановительной медицины ЦНМТ лечение по разработанным оригинальным методикам прошли сотни пациентов с АНГБК. Авторами получены два патента Российской Федерации и опубликована серия статей.

Глава 1. КОНСЕРВАТИВНОЕ ЛЕЧЕНИЕ АНГБК (краткий обзор современного состояния проблемы)

Асептический некроз головки бедренной кости (АНГБК) является патологическим процессом, который развивается в результате нарушения кровотока в зоне эпифиза и некроза элементов костного мозга головки бедренной кости.

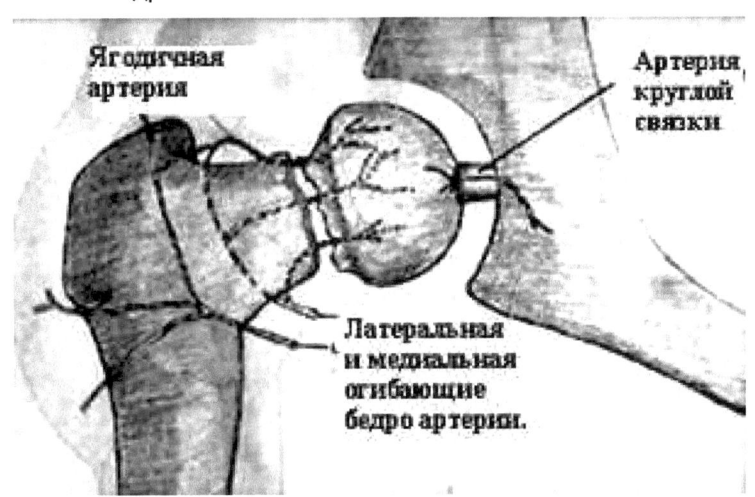

Кровоснабжение головки бедренной кости осуществляется в основном за счет A. circumflexa femora medialis, которая в области Fossa trochantarica дает начало трем-четырем ветвям, так называемым rr. rctinaculares (сосудам капсулы). Они проходят дорзокраниально вдоль шейки в синовиальном слое до тех пор, пока не достигают границы хряща головки, где они входят в костную ткань и кровоснабжают головку. Ветви внутри lig. teres относятся к A. obturatoria. Как правило, они кровоснабжают лишь небольшую часть костной ткани вблизи прикрепления lig. teres. Дополнительное кровоснабжение головки бедра происходит за счет внутрикостных сосудов, идущих от метафиза в краниальном направлении. При переломе шейки бедра эти сосуды, безусловно, всегда повреждены. Большой вертел кровоснабжается за счет восходящей ветви A circumflexa femoris lateralis. Она

7

анастомозирует краниально в области шейки бедра с ветвями A. circumflexa femoris medialis. Несмотря на множество причинных факторов, патофизиология АНГБК остается неопределенной. Факторы, влияющие на прогрессирование АНГБК, от появления некротического поражения до импрессионного перелома субхондральной кости с формированием зоны коллапса и распада головки бедренной кости еще до конца не понятны.

Точная распространенность АНГБК неизвестна. В США ежегодно диагностируется от 10000 до 20000 новых случаев АНГБК, что по данным различных авторов, составляет от 10 до 15 % от всех патологических нарушений тазобедренного сустава (ТБС) [1].

По приблизительным оценкам от 5 до 18% из более чем 500000 случаев операций тотального эндопротезирования тазобедренного сустава (ТЭТС) проводится ежегодно по причине АНГБК [2, 3].

Эпидемиология заболевания в России изучена мало: на долю АНГБК, по данным различных авторов, приходится от 1,2 до 4,7% всей ортопедической патологии ТБС [4, 5]. Двустороннее поражение встречается, по данным различных авторов, практически в 60% случаев [6].

Этиология АНГБК многофакторна, до сих пор считается малоизученной, связывается как генетической предрасположенностью, так и с воздействием определенных факторов риска.

Этот патологический процесс в ТБС либо вторичный, обусловленный такими факторами, как лечение кортикостероидами, алкоголизм, курение, красная волчанка, травмы ТБС, химиотерапия и др., или идиопатический, неизвестной этиологии [1, 7]. Проблема лечения АНГБК привлекает внимание специалистов прежде всего тем, что страдают пациенты в наиболее трудоспособном возрасте 20-50 лет, мужчины болеют АНГБК примерно в 7-8 раз чаще женщин. [8, 9, 7].

Таблица 1. Распределение больных в зависимости от этиологической формы АНГБК

Этиология АНГБК	Данные различных исследований			
	Национальный институт артрита США (NAMSIC)	Ohzono K., 1989	ЦИТО (1980-1989)	ЦИТО (1995-1997)
Алкогольный	20%	16%	25%	28%
Кортикостероидный	35%	60%	26%	23%
Идиопатический и иные формы	45%	21%	49%	49%

Наиболее часто при постановке диагноза «асептический некроз головки бедренной кости» больным проводят оперативное лечение. Известны различные способы оперативного лечения: межвертельная деторсионно-варизирующая остеотомия, биостимуляция шейки бедренной кости корковыми ауто- и аллотрансплантатам, тотальное эндопротезирование. Такой подход к лечению асептического некроза головки бедренной кости оправдан и обусловлен тем, что диагноз обычно ставится на поздней стадии некроза, когда происходит сминание зоны остеонекроза, сопровождающееся переломами субхондральной костной пластинки с отслойкой суставного хряща от зоны остеонекроза с локальным механическим его повреждением, дегенерацией и отслоением. Именно в такой ситуации у пациента возникают стойкие болевые ощущения, которые не снимаются действием анальгетиков и противовоспалительных препаратов. Оперативные способы лечения некроза головки тазобедренного сустава при всей их обоснованности имеют следующие недостатки:

- высокая травматичность и объем хирургического вмешательства;
- операции выполняются в поздние сроки болезни - на III стадии;

- большой процент инвалидизации.

Диагностика начальной стадии асептического некроза головки бедренной кости клинически чрезвычайно трудна. Боли в суставе непостоянны и имеют различную иррадиацию: в коленный сустав, в пояснично-крестцовый отдел позвоночника. Из-за неясной картины клинико-рентгенологического исследования больным часто ставится неправильный диагноз: миозит, менисцит, артралгия и по этой причине проводится неадекватное лечение [8].

Точная ранняя диагностика АНГБК возможна, как правило, только с помощью магнитно-резонансной томографии [10]. Ранняя обратимая стадия асептического некроза, лечение которой возможно безоперационным способом, характеризуется наличием очагов некроза определенной локализации в отсутствие деструкции кости, стадии «импрессионный перелом».

При амбулаторном лечении асептического некроза головки бедренной кости обычно используют комплексный подход, включающий:

- соблюдение оптимального ортопедического режима и лечебной гимнастики;

- медикаментозную терапию;

-декомпрессионную туннелизацию и пролонгированные внутрикостные блокады;

- внутрисуставную инъекционную терапию;

- коррекцию ходьбы, в том числе с применением многоканальной электромиостимуляции;

- электромиостимуляцию;

- физиотерапию (КВЧ терапия, лазеротерапия, магнитотерапия).

Известны медикаментозные способы лечения асептического некроза головки бедренной кости.

Например, известен способ лечения асептического некроза головки бедренной кости и болезни Пертеса, по которому осуществляют забор крови из вены больного в объеме 300 мл с последующим ее разделением на эритроцитарную массу и плазму, при этом полученную эритроцитарную массу разводят 200 мл 0,9% физиологического раствора и вводят внутривенно больному, а плазму в объеме 100 мл помещают в термостат и инкубируют 20 мин при температуре 37С°, добавляют в нее 20 мг препарата «Вазапростан» и полученную смесь внутривенно капельно вводят больному в течение 1,5-2 часов один раз в день на протяжении 10 дней [11]. Способ позволяет повысить эффективность лечения данной патологии за счет связывания вазапростана с белками плазмы и более длительной его циркуляции в крови, что приводит к улучшению артериального кровотока, блокированию венозного стаза в зоне асептического некроза и ускорению регенерации головки бедра. Однако, этот способ не обеспечивает полной регенерации тканей головки бедренной кости, подвергшихся некрозу.

Известен также способ лечения некроза головки бедренной кости, по которому вводят двухпросветный баллонный катетер в бедренную артерию ниже отхождения глубокой артерии бедра и осуществляют ежедневную временно-возрастающую эмболизацию бедренной артерии до образования гиперваскуляризации ткани, прежде всего пораженной головки бедренной кости, при этом во время эмболизации селективно вводят лекарственные средства - дипиридамол, улучшающие реологические свойства крови и усиливающие местную микроциркуляцию - простагландины-Е. [12]. Этот способ направлен на улучшение репаративной регенерации костной ткани. К недостаткам способа относится недостаточная его эффективность для регенерации тканей головки бедренной кости, подвергшихся некрозу.

Однако, судя по данным клинических наблюдений, при консервативном подходе к лечению асептического некроза, выполнение необходимого комплекса медицинской реабилитации с учетом стадийности процесса и ортопедической ситуации, как правило, не приводит к полному восстановлению сустава. Наблюдаются лишь единичные случаи полного восстановления структуры кости без коллапса головки у больных с центральным некрозом головки бедренной кости.

Глава 2. ОПЫТ ПРИМЕНЕНИЯ ПЕРФТОРАНА В ЛЕЧЕНИИ АНГБК.

Несмотря на внедрение новых высоких технологий в лечении АНГБК, полное восстановление головки бедренной кости, как правило, не наступает. Наше внимание привлек препарат Перфторан (производитель ОАО «НП Перфторан», Россия) – плазмозамещающее средство на основе перфторорганических соединений, который обладает ярко выраженной способностью осуществлять эффективный газообмен в ишемизированных тканях и, удаляя накопившиеся токсические недоокисленные продукты, оказывает выраженный противовоспалительный и мембраностабилизирующий эффект [13]. В клинической практике перфторан используют для восстановления регионального кровотока при заболеваниях сосудов нижних конечностей [14] и для лечения гемартроза коленного сустава [15].

Уникальные свойства перфторуглеродных соединений (ПФУС) обусловлены особенностями их молекулярного строения — основу составляет каркас из атомов углерода, внешние связи которых заняты атомами не водорода, а фтора. Низкая энергия межмолекулярных взаимодействий во фторуглеродных жидкостях обусловливает их способность растворять большие объемы газов, в том числе O_2 и CO_2. При этом молекулы газов не связываются с перфторуглеродами и свободно выделяются при снижении парциального давления. Этот эффект послужил отправной точкой в разработке методик клинического применения перфторуглеродов. В то же время, благодаря прочной связи между атомами углерода и фтора (116 ккал/моль) и высокой электроотрицательности атома фтора, ПФУС характеризуются высокой химической и температурной стабильностью, что обусловливает их биохимическую инертность.

Препараты на основе перфторуглеродных соединений готовят в виде субмикронных эмульсий. В качестве основного компонента используются смеси нескольких перфторуглеродов в различных соотношениях, а в качестве эмульгатора используется проксанол-268 или плюроник F-68.

Существует несколько направлений разработки препаратов ПФУС в зависимости от назначения:

1. кардиоплегические составы для операций на открытом сердце (на основе эмульсии смеси перфтордекалина и перфтортрибутиламина);

2. перфузионные составы для сохранения изолированных органов (на основе эмульсии перфторметилциклогексилпиперидина);

3. плазмозамещающие составы с газотранспортной функцией (на основе эмульсии перфтордекалина и перфторметилциклогексилпиперидина);

4. рентгенконтрастные составы для диагностики (на основе эмульсии перфтороктилбромида и перфторметилциклогексилпиперидина).

Изначально наиболее широкие исследования были развернуты в направлении поиска оптимального состава плазмозаменителя с газотранспортной функцией, что обусловило значительно большую изученность препаратов именно этой группы. В немалой степени это связано с возрастающим числом людей, отвергающих возможность переливания крови и ее компонентов по религиозным и иным причинам. Кроме того, существенное влияние на интенсификацию поиска «искусственной крови» оказал рост числа инфекционных заболеваний, передающихся парентеральным путем, особенно таких как ВИЧ и вирусный гепатит, а также трудности с заготовкой и хранением донорской крови.

Как было выявлено при экспериментальных исследованиях, эффективность перфторуглеродных эмульсий, пригодных для клинического применения, повышается, а выраженность побочных реакций снижается по мере уменьшения размера частиц эмульсии [16]. Сравнительная характеристика величины частичек наиболее известных перфторуглеродных эмульсий представлена в таблице 2.

Таблица 2. Сравнительная характеристика перфторуглеродных эмульсий

Диаметр частиц (мкм)	Перфторан	Флюозол-ДА	Флюозол-43	Ф-44Е	Ф-46	Ф-66Е
< 0,1	86,5%	53%	65%	56%	66%	77%
0,1–0,2	12,6%	26%	26%	28%	31,5%	22%
0,2–0,3	0,9%	13%	6,5%	14%	2,5%	1%
> 0,3	–	8%	2,5%	2%	–	–
средний	0,07	0,096	0,086	0,09	0,08	0,06

Из всех приведенных в таблице препаратов лучшим соотношением размеров частиц обладает эмульсия «Перфторан» (АО НПФ «Перфторан», Россия), что подтверждается низкой частотой развития побочных эффектов при его применении.

Химический состав

Перфтордекалин	13 г
Перфторметилциклогексилпиперидин	6,5 г
Проксанол-268	4 г
Натрия хлорид	0,6 г
Глюкоза	0,2 г
Натрия гидрокарбонат	0,065 г
Калия хлорид	0,039 г
Натрия гидрофосфат	0,02 г
Магния хлорид	0,019 г
Вода	до 100 мл

Свойства

Содержание ионов фтора	< 10–5 М
Средний размер частиц	0,03–0,15 мкм
Осмолярность	280–340 мОсм
Вязкость	2,5 сП
pH	7,2–7,8
растворимость O_2 (pO_2 = 760 мм рт. ст., t = 20°C)	» 7,0 об%
растворимость CO_2 (pCO_2 = 760 мм рт. ст., t = 20°C)	» 60,0 об%

Растворимость кислорода в цельной крови зависит от уровня гемоглобина, поэтому даже при низком напряжении кислорода отмечается высокий объемный процент кислорода в крови. Растворимость кислорода в плазме значительно ниже. Она носит линейный характер и при напряжении кислорода равном 760 мм рт. ст. достигает 2–2,5 об%. Растворимость кислорода в эмульсии перфторуглеродов тоже носит линейный характер, но значительно превышает растворимость в плазме (рис. 1).

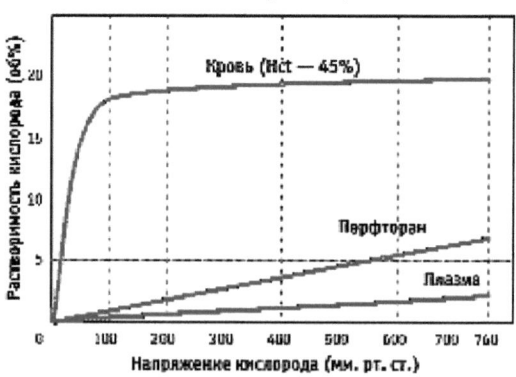

Рис. 1. Растворимость кислорода в различных средах

Несмотря на то, что растворимость кислорода в перфторуглеродах ниже, чем в цельной крови, газообмен в тканях значительно возрастает. Это обусловлено действием нескольких механизмов, ключевыми звеньями которых являются захват, транспортировка и высвобождение кислорода и углекислого газа частицами эмульсии перфторуглеродов.

Эмульсии, стабилизированные проксанолом, имеют ряд положительных свойств, присущих проксанолу: снижение вязкости крови за счет влияния на форменные элементы, уменьшение агрегации эритроцитов, увеличение резистентности эритроцитов к осмотическому и кислотному гемолизу, уменьшение сосудистого сопротивления, улучшение сердечного выброса, увеличение заряда на поверхности клеточных мембран. Поэтому можно сказать, что препараты этой группы представляют собой комплекс «проксанол + перфторуглероды», обладающий полифункциональным действием, обусловленным как каждым из компонентов в отдельности, так и их композицией.

Основная масса перфторуглеродов, введенных в организм, выводится в неизменном виде через легкие с выдыхаемым воздухом и через кожу при испарении. Проксанол-268 выводится с мочой в течение первых суток. Период полувыведения перфторуглеродов из кровеносного русла составляет около 24 часов. До полного выведения частицы эмульсии депонируются в ретикуло-эндотелиальной системе в виде гранул, исчезающих без каких-либо остаточных морфологических изменений.

Данные по введению перфторана в ТБС для лечения АНГБК в научной медицинской литературе отсутствуют, хотя в этом случае можно ожидать восстановление кровообращения в ишемизированном суставе, что, как следствие, должно приводить к нормализации кровообращения в субхондральной ткани и стимулировать процессы регенерации в очагах АНГБК.

Наше изобретение решает задачу повышения эффективности регенерации тканей головки бедренной кости, подвергшихся некрозу вплоть до их полного восстановления.

Поставленная задача решается тем, что предлагается способ лечения асептического некроза головки бедренной кости, включающий введение инъекций лечебного препарата, во внутрисуставную щель тазобедренного сустава под УЗИ контролем, причем лечебным препаратом является Перфторан.

Для повышения эффективности лечения применяют оксигенированный Перфторан.

Для повышения эффективности воздействия инъекции оксигенированного перфторана осуществляют в места внутрисуставной щели, близлежащие к области поражения головки бедренной кости некрозом.

В основном каждая инъекция содержит 2-4 мл Перфторана.

Преимущественно инъекции осуществляют 2-5 раз в неделю.

Предлагаемый способ лечения асептического некроза головки бедренной кости осуществляют следующим образом.

Препарат Перфторан, состоящий из смеси перфторметилциклогексилпиперидина и перфтодекалина, эмульгированной проксанолом-268, является плазмозаменителем с газотранспортной функцией. Он может быть предварительно подвергнут оксигенации - насыщению кислородом, который он хорошо адсорбирует.

Введение препарата Перфторан осуществляют во внутрисуставную щель с помощью насадки для проведения пункций, снабженной обычной медицинской иглой диаметром G23 - G14.

Для обеспечения точности поступления препарата его введение осуществляют под УЗИ контролем, например, с помощью аппарата Хитачи 8500. Введение возможно из двух позиций:

1- я позиция. Препарат Перфторан вводят в щель тазобедренного сустава сбоку. При этом нога максимально согнута в коленном и тазобедренном суставе и прижата к животу, иглу направляют под углом 45°. Препарат Перфторан вводят под свободный край поперечной

18

связки вертлужной впадины и, далее - под вертлужную губу, как можно ближе к области некроза (Рис. 2).

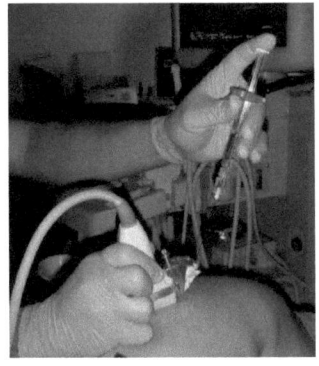 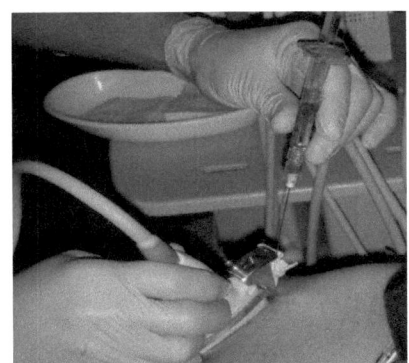

Рис. 2.   Рис. 3.

2-я позиция. Препарат Перфторан вводят в щель тазобедренного сустава из прямого положения лежащего на спине больного через паховую область и направлением иглы под углом 30°. Препарат Перфторан вводят к заднему краю хрящевой поверхности полулунной впадины и расположенной под ней части хрящевой поверхности бедренной кости, как можно ближе к зоне некроза (Рис. 3).

При введении Перфторана в суставную щель тазобедренного сустава предварительно обрабатывают антисептиком кожные покровы тазобедренного сустава, подлежащего внутрисуставной манипуляции и наносят на них стерильный гель для эхоскопии. Выбирают с помощью аппарата УЗИ оптимальную трассу проведения иглы в суставную щель, учитывая при этом положение сосудов и анатомическую структуру сустава. При этом используют как стандартный В - режим, так и режим доплеровского и энергетического картирования, обеспечиваемые аппаратом Хитачи 8500. Доплеровское картирование позволяет получать более четкое и разрешенное изображение, что, естественно, облегчает наблюдение за введением препарата.

Перфторан вводят внутрисуставно инъекциями по 2-4 мл курсом по 2-5 инъекций в неделю, например, в течение 2-х месяцев. При этом в тазобедренном суставе частично или полностью снимаются болевые ощущения. До и после проведения курса инъекций под УЗИ контролем клиническую картину объективно оценивают томограммой тазобедренного сустава.

Как уже упоминалось выше, препарат Перфторан (производитель ОАО «НП «Перфторан»», Россия) – это плазмозамещающее средство на основе перфторуглеродных соединений. Низкая энергия межмолекулярных взаимодействий во фторуглеродных жидкостях обусловливает их способность растворять большие объемы газов, в том числе кислорода и диоксида углерода. Растворимость кислорода в цельной крови зависит от уровня гемоглобина, поэтому даже при низком напряжении кислорода отмечается высокий объемный процент кислорода в крови. Растворимость кислорода в плазме значительно ниже. Она носит линейный характер. Растворимость кислорода в эмульсии перфторуглеродов тоже носит линейный характер, но значительно превышает его растворимость в плазме. При этом молекулы газов не связываются с перфторуглеродами и свободно выделяются при снижении парциального давления.

Исследования показали, что при поступлении во внутрисуставную щель Перфторан осуществляет эффективный газообмен в ишемизированных тканях, удаляет накопившиеся токсические недоокисленные продукты, оказывает выраженный противовоспалительный и мембраностабилизирующий эффект, улучшает кровообращаение в суставе, в том числе, в пораженной некрозом части кости.

В случае, когда для инъекций используется оксигенированный Перфторан, адсорбированный им кислород, легко десорбируется, улучшая таким образом микроциркуляцию в поврежденных тканях и процессы регенерации.

Установлено, что внутрисуставными инъекциями препарата Перфторан достигают:

- восстановления кровообращения в ишемизированном суставе,

- нормализации кровообращения в субхондральной ткани,

- стимуляции процессов регенерации в очагах некроза.

Таким образом, кровезаменитель с газотранспортной функцией Перфторан при введении его во внутрисуставную щель тазобедренного сустава способствует восстановлению кровообращения в некротизированном суставе и создает оптимальные условия для регенерации пораженных некрозом тканей.

Пример 1. Больной М., 63 года, обратился для консультации с диагнозом коксартроз, боли радикулярного характера при ходьбе проявлялись в обоих тазобедренных суставах, боли в левом тазобедренном суставе стали постоянными, интенсивность их нарастала и усиливалась при повышенной нагрузке. При осмотре выявлено ограничение амплитуды движения в суставах, особенно ротационных и отведения, причем сильнее с левой стороны (приведение - 70°, отведение - 110°). После тестирования, сбора анамнеза и магнитно – резонансной томографии диагностики был выставлен диагноз – двухсторонний деформирующий коксартроз I степени справа и III степени – слева.

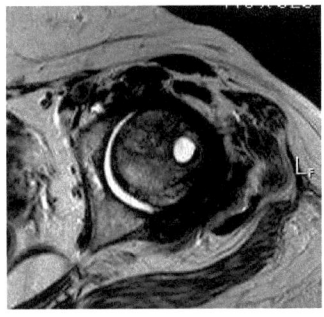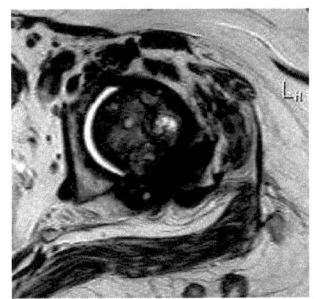

Рис. 4. МРТ до и после курса перфторана больного М., 63 г.

По данным магнитно – резонансной томографии в передневерхнем квадранте головки левой бедренной кости определяется участок остеонекроза, область некроза 30 мм, умеренный синовит. Зона резорбции вокруг участка некроза отсутствует, что свидетельствует о начальной стадии процесса.

После уточнения диагноза с согласия пациента проведен курс внутрисуставных инъекций оксигенированного Перфторана в сочетании с противовоспалительной терапией препаратом класса оксикамов – лорноксикамом. Оксигенированный Перфторан вводили с двух сторон внутрисуставно прямой навигацией под УЗИ контролем (слева – ближе к области некроза), 4-5 инъекций в неделю в течение 2-х месяцев.

Клиническое тестирование после проведенного курса показало следующие результаты. Увеличение угла приведения - отведения на 10° от исходного, увеличение ротационного объема движения в суставах. На контрольных снимках магнитно – резонансной томографии явно видно уменьшение очага некроза головки левой бедренной кости. На контрольной томограмме выявлена зона некроза без четких ровных контуров диаметром 20 мм (по сравнению с 30 мм начального состояния).

Пример 2. Больная П., 52 года, диагноз – двухсторонний деформирующий коксартроз III степени с обеих сторон. Очаги субхондральной деструкции с обеих сторон с формированием множественных сливных кист в структуре головок бедренных костей размером до 20 мм.

Перфторан вводили с двух сторон внутрисуставно прямой навигацией под УЗИ контролем, 4 инъекции в неделю в течение 2-х месяцев.

На контрольной томограмме выявлено уменьшение очагов некроза с обеих сторон до 13 мм.

Проведение повторных курсов инъекций Перфторана, применение противовоспалительной терапии и курсов мануальной терапии методами постизометрической релаксации приводит к значительному улучшению функционирования пораженного сустава и улучшению регенеративных процессов, что в конечном итоге дает зарастание очагов некроза.

Пример 3. Больной Ш., 53 г., диагноз — коксартроз левого тазобедренного сустава II-III степени, разгибательные контрактуры по Стотдарту 2 степени, движения в тазобедренном суставе ограничены; степень выраженности болевого синдрома по шкале Лекена 10 баллов (сильная боль). Было проведено лечение: 15 инъекций лонгидазы, мануальная терапия, и, затем, 5 инъекций препарата Синокром (2 мл, 1,6 млн. Дальтон) в левый тазобедренный сустав. После вышеописанного курса лечения проведены курсы инъекций перфторана в обатазобедренных сустава. По магнитно — резонансной томографии отмечались множественные очаги некроза размером 5-10 мм в эпифезе левой бедренной кости и один некротический очаг справа. Перфторан вводили с обеих сторон 2-х месячными курсами с перерывом 1-2 месяца. Всего было проведено 5 двухмесячных курсов. Введение перфторана совмещали с сеансами мануальной терапии. На контрольной томограмме в 2009 г очаги некроза не отмечаются.

Пример 4. Больная К., 51 год, диагноз — двухсторонний деформирующий коксартроз III степени с обеих сторон, очаги асептического некроза тазобедренного сустава с правой стороны размером в среднем 10 мм. В течение двух лет проводились курсы инъекций оксигенированным Перфтораном в правый тазобедренный сустав. На фоне противовоспалительной терапии проведено 8 курсов инъекций Перфторана длительностью по 2 недели по 2 инъекции в неделю с перерывами 2 месяца. После проведенного курса лечения окончательный диагноз по магнитно — резонансной томографии: артроз правого тазобедренного сустава III степени, артроз левого тазобедренного сустава II степени, данных за асептический некроз не получено.

Приведенные примеры свидетельствуют о том, что проведение курсов инъекционной терапии Перфтораном во внутрисуставную щель тазобедренного сустава, пораженного асептическим некрозом, может в достаточно короткие сроки привести к частичному или полному восстановлению структуры костной ткани, уменьшению размеров очагов некроза или полной регенерации кости.

Глава 3. ПРИМЕНЕНИЕ ПЕРФТОРАНА ДЛЯ ЛЕЧЕНИЯ АНГБК С КУРСАМИ СОПУТСТВУЮЩЕЙ ФИЗИОТЕРАПИИ.

Ранее нами было показано, что снижение выраженного болевого синдрома, замедление деструктивных процессов и уменьшение очагов деструкции при АНГБК достигается проведением внутрисуставных инъекций перфторана (ПФ) в тазобедренный сустав (ТБС) прямой навигацией под УЗ-контролем [17, 18]. На настоящий момент нами предприняты попытки разработки комплексных методик, сочетающих внутрисуставные инъекции ПФ с применением методов физиотерапии. Так, в работе [19] и ряде других исследований отмечается эффективность сеансов экстракорпоральной ударно-волновой терапии для улучшения процесса ангиогенеза в некротизированном суставе. Кроме того, в артрологии активно применяется лазеротерапия – метод благотворно влияющий на иммунитет, уменьшающий вязкость крови, усиливающий лимфоток, обладающий анальгетическим эффектом; что с успехом используется в лечении остеоартроза [20, 21].

Целью работы являлось повышение эффективности лечения АНГБК сеансами внутрисуставных инъекций ПФ прямой навигацией под УЗ-контролем с использованием в качестве сопутствующего метода ударно-волновой и лазеротерапии.

Материалы и методы. В клиническом исследовании участвовали 62 пациента (107 ТБС), находившихся на амбулаторном лечении по поводу АНГБК в лаборатории восстановительной медицины ИХБФМ СО РАН (г. Новосибирск); 26 мужчин и 36 женщин в возрасте 32-67 лет (средний возраст 51,5 лет). Выполнено параллельное контролируемое исследование эффективности безоперационного лечения АНГБК, включающего внутрисуставные инъекции ПФ, а также сопутствующую ударно-волновую и лазеротерапию. Сроки наблюдений 1.5 года. Все пациенты на момент обращения к врачу длительное время регулярно испытывали сильные боли. Верификацию диагноза проводили с использованием данных рентгенографии и МРТ. Критерием включения в группы исследования было наличие АНГБК в стадиях I A, B и II A, B в соответствии с классификацией ARCO (Association Research Circulation Osseous) [22]. По данным МРТ и рентгенодиагностики у 45 пациентов (72,6%) локализация процесса была двухсторонней, у 15 (24,2%) больных деструктивные очаги были множественными. Критериями исключения пациентов из исследования были беременность, острая инфекция и хроническая инфекция в стадии обострения, онкологические заболевания, наличие тяжелой сопутствующей соматической патологии в стадии декомпенсации. Исследование одобрено Локальным этическим комитетом Института химической биологии и фундаментальной медицины СО РАН (протокол № 16 от 14.04.2009). Все лица подписали информированное согласие на участие в исследовании.

В таблице 3 представлены данные о распределении пациентов с АНГБК по группам исследования - характеристика болевого синдрома по визуально-аналоговой шкале (ВАШ) [23] и функционального состояния сустава по шкале Харриса (HHS, Harris Hip Score) [24] до начала лечения.

1-я группа - контрольная (n=23 чел.). Пациентам проводились только курсы внутрисуставных инъекций ПФ под УЗ-контролем.

2-я группа пациентов (n=19 чел.), которым внутрисуставные инъекции ПФ сочетали с сеансами ударно-волновой терапии (УВТ) на аппарате «Modulith SLK» (Storz Medical AG, Швейцария). Проводили 2 - 3 сеанса в неделю, 10 - 15 сеансов на курс.

3-я группа пациентов (n=20 чел.), которым внутрисуставные инъекции ПФ сочетали с сеансами лазеротерапии. Использовали низко-интенсивный полупроводниковый лазер «Мустанг 2000». Проводили от 10 до 15 сеансов облучения с экспозицией 5–7 минут.

Внутрисуставное введение ПФ прямой навигацией под УЗ-контролем осуществляли из двух позиций (медиальной и латеральной), с учетом индивидуальных особенностей течения деструктивного процесса и локализации зон деструкции, как описано ранее [17, 18]. Перфторан (производитель ОАО «НП Перфторан» Россия) – плазмозамещающее средство на основе перфторорганических соединений, который обладает ярко выраженной способностью осуществлять эффективный газообмен в ишемизированных тканях [13]. ПФ вводили в полость сустава по 4-5 мл курсом по 3-5 инъекций в неделю в течение 1.5-2-х месяцев. Курсы инъекций проводили с перерывом 2-3 месяца; сеансы ударно-волновой и лазеротерапии проводили между курсами инъекций ПФ.

Для снятия болевого синдрома в процессе лечения пациентам назначали препарат катадолон, неопиоидный анальгетик центрального действия.

Количественные данные обрабатывали методами параметрической статистики с использованием пакета программ «Microsoft Excel». Результаты считали достоверными при $p < 0,05$.

Результаты и обсуждение. В сроки через год от начала лечения АНГБК оценка клинико-функциональных критериев в группах исследования показывает снижение болевого синдрома, улучшение функций суставов, достоверно отличающиеся от указанных параметров до начала лечения. В процессе лечения у пациентов всех групп не наблюдалось ухудшение состояния. Для того, чтобы наглядно подтвердить это положение нами составлена таблица 1, в которой представлена динамика болевого синдрома по ВАШ (в покое, при движении и при пальпации ТБС) и функционального состояния ТБС по шкале Харриса в группах за год от начала лечения.

Выбор сопутствующего метода лечения в группах 2 и 3 был сделан на основании анализа результатов исследований, опубликованных в литературе [20, 21, 19, 25]. Во 2-й группе, чтобы уменьшить радиационную нагрузку, после верификации диагноза по МРТ или рентгену и определения расположения некротических поражений головки ТБС, проводили первый сеанс ударно-волновой терапии под рентген-контролем, отмечали на теле пациента места оптимального доступа. Далее лечение проводили под УЗ-контролем (давление 3-4 атм, частота 10-15 Гц, количество ударов 5000-6000 ударов, по возможности по контуру некротического очага). Сразу же после сеансов ударно-волновой терапии у некоторых пациентов появлялись незначительные точечные кровоподтеки, которые исчезали самопроизвольно в течение нескольких дней. Лазеротерапия – более распространенный метод физиотерапии, почти не имеет противопоказаний, что позволяет проводить лечение длительное время.

Из таблицы 3 видно, что во всех группах отмечается выраженная положительная динамика лечения. Отметим результаты, полученные при оценке динамики болевого синдрома (ВАШ) во 2-ой группе, которые достоверно отличаются как от исходных данных, так и от данных этого показателя в контрольной группе (группа 1). При оценке состояния ТБС по шкале Харриса лучшие результаты достигнуты также в 2-ой группе пациентов. В 3-ей группе достоверные отличия оценки боли по ВАШ от контрольной группы зафиксированы через год, после проведенного лечения, только при пальпации сустава. Равноценную динамику снижения болевого синдрома в контрольной и 3-й группах скорее всего можно объяснить особенностями анатомического расположения ТБС, на глубине, под большой толщей мышц, что снижает эффективность лазеротерапии. Положительная динамика лечения в этих группах пациентов, скорее всего, обеспечивается в/с инъекциями ПФ, значительно улучшающими кровообращение в ТБС.

Таблица 3. Динамика показателей визуально-аналоговой шкалы (ВАШ) для оценки боли и оценки функционального состояния ТБС по шкале Харриса

Группа пациентов	Сроки наблюдений	ВАШ, боль в покое, мм	ВАШ, боль при движении, мм	ВАШ, боль при пальпации, мм	Оценка по шкале Харриса
1. Контроль-ная группа ПФ, n=23	До лечения	66,39±9,45	77,35±6,02	53,81±2,79	33,81±5,29
	Через 6 мес.	45,35±6,77[1]	48,57±4,43[1]	33.88±3,81[1]	53,88±5,23[1]
	Через год	28,87±7,00[1]	30,57±4,62[1]	25,2±1,89[1]	79,10±5,97[1]
2. Группа ПФ+УВТ, n=19	До лечения	66,32±8,81	77,89±6,32	54,05±2,87	34,11±7,22
	Через 6 мес.	42,00±5,39[1,2]	45,47±2,61[1,2]	31.81±1,78[1,2]	61,72±4,27[1,2]
	Через год	25,89±4,42[1,2]	26,19±2,59[1,2]	22,11±2,45[1,2]	82,85±3,28[1,2]
3. Группа ПФ+лазер, n=20	До лечения	65,95±8,73	77,60±6,29	53,89±2,77	34,23±6,21
	Через 6 мес.	44,05±6,56[1]	48,70±4,55[1]	33.59±3,71[1]	55,81±6,54[1,2]
	Через год	28,40±7,29[1]	29,27±2,15[1]	22,21±2,81[1,2]	80,41±5,43[1]

Примечание: достоверность отличий (p<0,05): [1] – от исходных данных, [2] – от данных этого показателя в контрольной группе

Поскольку в первые 6 месяцев лечения большая часть пациентов периодически испытывала боли в области тазобедренного сустава или с иррадиацией в колено, нами назначался препарат катадолон (флупиртин) по 0.1 на прием. Важной особенностью этого препарата является то, что помимо обезболивающего эффекта, он оказывает антиспастическое действие и не вызывает побочных эффектов со стороны желудочно-кишечного тракта по сравнению с традиционными НПВП [25]. У пациентов, которым проводились курсы ударно-волновой терапии (2-я группа), стойкое ослабление болевого синдрома наблюдалось уже после двух первых курсов лечения.

По данным МРТ в контрольной группе у 7 пациентов (30,4%) после повторных курсов ПФ через год произошло уменьшение площади очагов некроза на 20-35%. Во 2-ой группе регенерация костной ткани происходила значительно быстрее; в течение года площадь очагов деструкции уменьшилась на 35-50% у 11 пациентов (57,9%). В 3-ей группе достигнутые результаты были сравнимы с контрольной группой пациентов – сокращение очагов некроза на 20-40% у 7 больных (35,0%). Таким образом, за год от начала лечения АНГБК у 25 пациентов (40,3%), участвовавших в исследовании, судя по данным МРТ, проводимая терапия способствовала стимуляции процессов регенерации костной ткани. У остальных больных деструктивные процессы были остановлены, что на фоне снижения болевого синдрома также может рассматриваться как положительная динамика проведенного лечения.

Клиническое тестирование через год от начала лечения показало следующие результаты. Увеличение угла приведения – отведения в среднем на 20° от исходного, увеличение ротационного объема движения в суставах, что также свидетельствует о положительной динамике проведенного лечения.

Проведение повторных курсов в/с инъекций ПФ, в сочетании с ударно-волновой и лазеротерапией, привело в двух случаях (3,23%, по одному пациенту из групп 2 и 3 с односторонней локализацией процесса) к столь значительной стимуляции регенеративных процессов, что на контрольном снимке МРТ не было данных за асептический некроз. Если принять во внимание, что примененные методы лечения – относительно простые и безопасные, позволяющие отсрочить или хотя бы у части больных избежать тяжелой и рискованной операции эндопротезирования, то целесообразность их применения у пациентов с АНГБК становится очевидной.

Глава 4. ПРИМЕНЕНИЕ ИНЪЕКЦИЙ ПЕРФТОРАНА ДЛЯ ЛЕЧЕНИЯ АНГБК В КОМПЛЕКСЕ С СЕАНСАМИ ПРЕССОТЕРАПИИ

Асептический некроз головки бедренной кости (АНГБК), аваскулярный некроз (МКБ-10), является следствием нарушения кровотока и некроза элементов костного мозга головки бедренной кости. Заболевание, как правило, развивается на фоне применения глюкокортикостероидов, травмы сустава, злоупотребления алкоголем и курением, серповидноклеточной анемии, ионизирующей радиации и др. Рентгенологическая диагностика позволяет определить поздние стадии АНГБК при фрагментации или деформации головки бедренной кости. В большинстве случаев ортопедический прогноз неблагоприятный: тяжелый деформирующий артроз тазобедренного сустава, при котором чаще всего рекомендуют хирургическое лечение. Ранняя диагностика возможна лишь с применением магнитно-резонансной томографии (МРТ) тазобедренного сустава и дает надежду на благоприятный исход заболевания с применением консервативного или хирургического лечения. Традиционно применяемая консервативная терапия больных с АНГБК недостаточно эффективна и обеспечивает лишь кратковременное улучшение на ранних стадиях процесса. Ранее нами было показано, что купирование выраженного болевого синдрома, замедление деструктивных процессов и уменьшение очагов деструкции при АНГБК достигается проведением внутрисуставных инъекций перфторана в тазобедренный сустав (ТБС) прямой навигацией под УЗ контролем [17, 18]. На настоящий момент нами предприняты попытки разработки комплексных методик, сочетающих внутрисуставные инъекции перфторана с применением внутрисуставных инъекций препаратов для улучшения процессов восстановления костной ткани и сеансов физиотерапии для улучшения кровообращения в суставе.

Целью научной работы являлось повышение эффективности результатов лечения АНГБК с использованием внутрисуставных инъекций перфторана. В исследовании принимали участие 30 человек, 16 мужчин и 14 женщин в возрасте 30-63 лет (средний возраст 49,3 г.). У 15 пациентов по данным магнитно-резонансной томографии (МРТ) локализация процесса была двухсторонней, у 7 пациентов наблюдались небольшие (2-5 мм) множественные очаги субхондральной деструкции. Пациенты были разделены на две группы: контрольная группа 10 человек, которым проводилось лечение по разработанной ранее методике [17, 18] в сочетании с сеансами прессотерапии; основная группа - 20 человек, которым проводилось лечение, сочетающее инъекции перфторана с инъекциями препаратов кальцитонина и сеансами прессотерапии. Прессотерапия - перемежающаяся компрессия используется, как правило, в комплексном лечении лимфатических и венозных заболеваний конечностей. Нами этот вариант физиотерапии использовался для улучшения гемодинамики и микроциркуляции в ишемизированном суставе. Внутрисуставное введение препарата перфторан и препаратов кальцитонина проводилось прямой навигацией под УЗ контролем. В контрольной группе (10 пациентов) инъекции перфторана проводили как описано ранее [17, 18], чередуя с сеансами прессотерапии. В основной группе инъекции перфторана чередовали с инъекциями препаратов кальцитонина. Сеансы прессотерапии проводили 2-3 раза в неделю, общее количество процедур 10-15 на курс. Курсы комплексного лечения проводили с перерывом 2-3 месяца; срок наблюдений в течение года.

В процессе лечения у всех пациентов контрольной и основной группы наблюдалась положительная динамика, был купирован болевой синдром, улучшилось функциональное состояние ТБС. В контрольной группе у восьми пациентов после повторных курсов перфторана в сроки наблюдения произошло уменьшение площади очагов некроза на 25-35%, у двух пациентов очаги некроза не уменьшились, однако деструктивные процессы были остановлены. В основной группе регенерация кости происходила значительно быстрее; в сроки наблюдения площадь очагов деструкции уменьшилась на 40-55% у 13 пациентов; на 10-30% - у трех пациентов, у остальных пациентов, особенно с множественными очагами, деструктивные процессы были остановлены.

Сравнительный анализ результатов лечения АНГБК с применением перфторана показал, что эффективность лечения возрастает при дополнении сеансами прессотерапии для улучшения микроциркуляции в ишемизированном суставе, а также внутрисуставными инъекциями препаратов кальцитонина.

ГЛАВА 5. ЛЕЧЕНИЕ АНГБК ПЕРФТОРАНОМ У ПАЦИЕНТОВ С ПОВЫШЕННЫМ КОАГУЛЯЦИОННЫМ ПОТЕНЦИАЛОМ КРОВИ.

Целью научной работы являлась разработка комплексной методики для повышения эффективности результатов лечения асептического некроза головки бедренной кости (АНГБК) с использованием внутрисуставных инъекций перфторана (ПФ) у пациентов с повышенным коагуляционным потенциалом крови. В клиническом исследовании принимали участие 38 (57 ТБС) человек, 18 мужчин и 20 женщин в возрасте 32-65 лет, с диагнозом АНГБК. У 30 (78,9%) пациентов диагностирован коксартроз в стадии I-III по Келлгрену. У всех пациентов при изучении системы гемостаза отмечалось повышение коагуляционного потенциала крови; в ответ на проводимое лечение приведена динамика количества тромбоцитов и фибриногена, времени свертывания, АПТВ, протромбинового времени. С целью повышения эффективности лечения АНГБК в/с инъекциями ПФ, дополнительно проводили курсы низкомолекулярных гепаринов (НМГ) (клексан, фраксипарин) в профилактической дозировке. Пациентам, у которых наряду с АНГБК был диагностирован коксартроз в стадиях I-III, после курса инъекций ПФ проводилось синовиальное протезирование по авторской методике. Проведенное лечение в сроки через год от начала терапии у 32 (84,2%) пациентов привело к стойкому снижению болевого синдрома. Средний показатель выраженности боли в покое до начала лечения был равен $65,39 \pm 9,44$ мм ВАШ, через год от начала лечения этот показатель составлял $26,37 \pm 2,08$ мм ВАШ ($p < 0,05$). Интенсивность боли при движении до начала лечения была равна $78,35 \pm 9,05$ мм ВАШ, через год от начала лечения - $28,72 \pm 6,27$ мм ВАШ ($p < 0,05$). Проведенное лечение, судя по полученным показателям, привело у всех пациентов к стойкой положительной динамике, нормализации и стабилизации показателей гемостаза. В ходе лечения у всех пациентов было остановлено прогрессирование АНГБК, улучшилось функциональное состояние ТБС. В сроки наблюдения (1 год) у 26 (68,4%) пациентов по данным МРТ отмечается АНГБК в стадии восстановления, прогноз благоприятный.

Остеонекроз, асептический некроз или ишемический некроз головки бедренной кости (АНГБК), представляет собой патологический процесс, который является результатом нарушения кровоснабжения тазобедренного сустава (ТБС). Эпидемиология заболевания в России изучена мало, в США ежегодно диагностируется от 10000 до 20000 новых случаев АНГБК, что по данным различных авторов, составляет от 10 до 15% от патологических нарушений ТБС [1]. Этиология АНГБК многофакторна, до сих пор считается малоизученной, связывается как генетической предрасположенностью, так и с воздействием определенных факторов риска. Таким образом, этот патологический процесс в ТБС либо вторичный, обусловленный такими факторами, как лечение кортикостероидами, алкоголизм, курение, красная волчанка, травмы ТБС, химиотерапия и др., или идиопатический, неизвестной этиологии [1, 7]. Проблема лечения АНГБК привлекает внимание специалистов прежде всего тем, что страдают пациенты в наиболее трудоспособном возрасте 20-50 лет [7, 8, 9]. Несмотря на успехи хирургического лечения, АНГБК является актуальной проблемой амбулаторной ортопедии. В то же время безоперационное лечение больных с АНГБК большинством медиков рассматривается как недостаточно эффективное, как из-за поздней диагностики заболевания, так и из-за применения препаратов с малой или недоказанной эффективностью. В этой связи продолжается поиск методик, обеспечивающих достоверный лечебный эффект консервативного лечения пациентов с АНГБК.

Ранее нами было показано, что снижение болевого синдрома, замедление деструктивных процессов и уменьшение очагов деструкции при АНГБК достигается проведением внутрисуставных инъекций перфторана (ПФ) в ТБС прямой навигацией под УЗ-контролем [17, 18]. В литературе имеется ряд данных по использованию ПФ для восстановления регионального кровотока при заболеваниях сосудов нижних конечностей, показано, что препарат оказался эффективен при ишемии конечностей практически независимо от этиологии ангиопатии [13]. Запатентованный нами способ лечения позволяет замедлить развитие некроза, приводит к частичной, а иногда даже к полной регенерации субхондральной кости, при повторяющихся курсах лечения в течение двух и более лет. Однако, он незначительно снижает болевой синдром, приносящий больным значительные физические страдания, во время первых курсов инъекций, поэтому пациенты с АНГБК вынуждены принимать анальгетики и НПВП, а сроки курсового лечения - протяженные во времени. На настоящий момент нами предприняты попытки разработки комплексных методик, сочетающих в/с инъекции ПФ с применением фармакологических подходов, учитывающих сопутствующие патологии.

Целью научной работы являлась разработка комплексной методики для повышения эффективности результатов лечения АНГБК с использованием внутрисуставных инъекций ПФ у пациентов с повышенным коагуляционным потенциалом крови.

Материалы и методы исследования.

В клиническом исследовании принимали участие 38 человек, 18 мужчин и 20 женщин в возрасте 32-65 лет (средний возраст 52,2 лет), с диагнозом АНГБК. У 19 (50,0%) пациентов по данным МРТ или Rg-снимков локализация процесса была двухсторонней; у 10 (26,3%) пациентов - наблюдались множественные очаги субхондральной деструкции общей площадью 10-15%. У 29 (76,3%) пациентов диагностирован коксартроз в стадии I-II по Келлгрену, у одного пациента - односторонний коксартроз III стадии. У всех пациентов при изучении системы гемостаза отмечалось повышение коагуляционного потенциала крови, динамика количества тромбоцитов, времени свертывания, измерение активированного парциального тромбопластинового времени (АПТВ), протромбинового времени и фибриногена приведены в таблице 4. На вероятность развития венозного тромбоза могло повлиять ожирение (30 пациентов, 78,9%) и возраст (24 пациента, 63,2%, старше 50-ти лет). С целью повышения эффективности лечения АНГБК в/с инъекциями предварительно, перед курсами ПФ, проводили курсы НМГ (клексан, фраксипарин) в профилактической дозировке. Исследование одобрено Локальным этическим комитетом Института химической биологии и фундаментальной медицины СО РАН (протокол № 16 от 14.04.2009). Все лица подписали информированное согласие на участие в исследовании.

Для профилактики венозного тромбоза больным перед проведением курса в/с инъекций ПФ назначали клексан (эноксапарин натрий 0,02/0,2мл, № 10 р-р д/ин шприц) или фраксипарин (надропарин кальций 2850МЕ/0,3мл, № 10 р-р д/ин шприц) подкожно 1 раз в сутки. Распределение на группы терапии НМГ было произвольным.

Перфторан (производитель ОАО «НП Перфторан» Россия) [13] вводили, как описано ранее [17, 18], по 4-5 мл препарата, 2-3 инъекции в неделю, курсами по 1.5 - 2 месяца. Внутрисуставное введение препарата ПФ прямой навигацией под УЗ-контролем осуществляли из двух позиций (медиальной и латеральной), с учетом индивидуальных особенностей течения деструктивного процесса и локализации зон деструкции.

Пациентам, у которых наряду с АНГБК был диагностирован коксартроз в стадиях I-III, после курса инъекций ПФ проводилось синовиальное протезирование по авторской методике [26, 27], с введением под УЗ-контролем препаратов Синокром или Синвиск.

Объективизация морфологических изменений ТБС до и после проведения курсов ПФ проводилась по данным МРТ пораженного сустава. Оценку болевого синдрома по визуально-аналоговой шкале (ВАШ) [23] проводили до начала лечения и через год от начала терапии.

Количественные данные обрабатывали методами параметрической статистики с использованием пакета программ «Microsoft Excel». Результаты считали достоверными при p<0,05.
Результаты исследования и обсуждение.

Проведенное лечение в сроки через год от начала терапии у 32 (84,2%) пациентов привело к стойкому снижению болевого синдрома; в число этих больных вошли все пациенты (30 чел.) с сопутствующим коксартрозом, которым проводилось синовиальное протезирование вязкоупругими гиалуронатами. Остальным пациентам, у которых боли возникали периодически, назначался препарат катадолон - неопиоидный анальгетик центрального действия. Как показало обследование пациентов на момент обращения в клинику, средний показатель выраженности боли в покое до начала лечения был равен 65,39±9,44 мм ВАШ, через год от начала лечения этот показатель составлял 26,37±2,08 мм ВАШ (p<0,05). Интенсивность боли при движении до начала лечения была равна 78,35±9,05 мм ВАШ, через год от начала лечения - 28,72±6,27 мм ВАШ (p<0,05).

Динамика некоторых показателей свертываемости крови в ответ на курсы НМГ и инъекций ПФ приведена в таблице 4. Проведенное лечение, судя по полученным показателям количества тромбоцитов, времени свертывания, АПТВ, протромбинового времени и фибриногена, привело у всех пациентов к стойкой положительной динамике, нормализации и стабилизации показателей гемостаза, что согласуется и с результатами лечения АНГБК. Результаты показателей гемостаза в группе с использованием инъекций клексана близки к таковым, полученным в группе инъекций фраксипарина, различия не достоверны.

В настоящее время в клинической практике с целью профилактики и лечения тромбоэмболических осложнений основной акцент делается

Таблица 4

Показатели свертывающей системы крови в группах лечения при проведении профилактических курсов фраксипарина и клексана и в/с курсов ПФ.

Показатели крови		Фраксипарин 0,3 мл 1 раз в сутки (n=22)	Эноксапарин 0,2 мл 1 раз в сутки (n=16)
Тромбоциты (n · 10^9)	До лечения	373,50±35,64	370,45±32,48
	После 1 курса ПФ	321,77±42,60[1]	323,82±31,32[1]
	Через год от начала леч.	307,91±36,96[1,2]	308,76±39,56[1,2]
Время свертывания (с)	До лечения	325,11±4,23	322,43±4,54
	После 1 курса ПФ	307,09±5,13[1]	306,34±4,98[1]
	Через год от начала леч.	308,32±4,33[1]	307,87±4,37[1]
Протромбиновое время (с)	До лечения	9,27±3,56	9,31±4,01
	После 1 курса ПФ	10,36±2,45[1]	10,23±2,11[1]
	Через год от начала леч.	9,97±2,89[1]	9,99±2,55[1]
Фибриноген (г/л)	До лечения	3,72±0,62	3,54±0,58
	После 1 курса ПФ	2,96±0,77[1]	3,01±0,66[1]
	Через год от начала леч.	2,89±0,97[1]	3,10±0,54[1]
АПТВ (с)	До лечения	31,49±4,11	30,95±4,25
	После 1 курса	33,91±2,85[1]	34,09±2,95[1]

	ПФ		
	Через год от начала леч.	33,29±2,68[1]	33,10±2,02[1]

Примечание: достоверность отличий (p<0,05): [1] – от исходных данных, [2] – от данных этого показателя после первого курса ПФ.

на 2 класса антитромботических препаратов: прямые антикоагулянты (НМГ) и непрямые антикоагулянты (ингибиторы тромбина, воздействующие на витамин К-зависимые факторы свертывания).

Примененная нами комплексная методика лечения АНГБК в/с инъекциями ПФ в ТБС под УЗ-контролем с сопутствующими курсами низкомолекулярных гепаринов была разработана на основании анализа литературных данных. НМГ, в том числе клексан и фраксипарин, рекомендованы международными организациями [29, 31] для лечения и профилактики венозной тромбоэмболии.

Препараты этой группы значительно улучшают реологические свойства крови, сравнительная характеристика показателей соотношений активности против фактора Xa к активности против фактора IIa у НМГ различна, но для примененных нами препаратов близка: эноксапарин - 3,8/1; фраксипарин – 3,6/1 [28]. В литературе отмечается успешное применение курсов препарата Lovenox® (эноксапарин натрий) для безоперационного лечения пациентов с АНГБК на ранней стадии развития патологии (I и II стадия, рентгенологические), с сопутствующей тромбофилией или гипофибринолизом в анамнезе [30]. Авторы использовали Lovenox® (60 мг/сут) в течение двенадцати недель. В сроки наблюдения более чем в 80% случаев развитие АНГБК было остановлено, из чего был сделан вывод о том, что лечение основного нарушения коагуляции может остановить прогрессирование остеонекроза.

Стоит отметить тот факт, что диагностика АНГБК на ранних стадиях не всегда возможна, часто заболевание обнаруживается случайно при проведении МРТ внутренних органов, так как болевой синдром отсутствует. Проблема ранней диагностики АНГБК отмечается в медицинской литературе [8], и это связано не только с тем, что запись снимков МРТ является дорогой и не всегда доступной процедурой, но и с тем, что проявление болевых ощущений в пораженном суставе весьма индивидуально для различных пациентов. Чаще болевой синдром фиксируется уже тогда, когда помимо АНГБК вторично развивается коксартроз, и пациенты отмечают не только боль, но и скованность движений, характерную для артроза ТБС. Таким образом, степень деструктивных поражений ТБС при АНГБК не всегда соответствует проявляющимся болевым ощущениям. В нашей практике наблюдались пациенты, у которых болевые ощущения в суставе проявились на начальной стадии АНГБК, в отсутствие коксартроза (8 пациентов в данном исследовании), хотя у большинства больных был зафиксирован коксартроз в стадиях I-III, как вторичный процесс на фоне АНГБК (30 пациентов в данном исследовании).

В ходе лечения нами у всех пациентов было остановлено прогрессирование АНГБК, улучшилось функциональное состояние ТБС. В сроки наблюдения (1 год) после одного курса инъекций НМГ и повторных курсов ПФ у части пациентов произошло некоторое уменьшение площади очагов некроза – у 26 (68,4%) пациентов по данным МРТ отмечается АНГБК в стадии восстановления, прогноз благоприятный.

Глава 6. ОПЫТ ЛЕЧЕНИЯ АСЕПТИЧЕСКОГО НЕКРОЗА ГОЛОВКИ БЕДРЕННОЙ КОСТИ, СТАРТОВАВШЕГО ПОСЛЕ ОПЕРАЦИИ ЭНДОПРОТЕЗИРОВАНИЯ

Активное внедрение в клиническую практику новых медицинских технологий привело к росту числа операций эндопротезирования суставов. В настоящее время накоплен значительный опыт в понимании механизмов возможных послеоперационных осложнений и оптимальных методов предотвращения их возникновения. Операции на суставах всегда связаны с повышенным риском тромбообразования, что обусловлено анатомической близостью суставно-костных образований и крупных сосудов. При ортопедических операциях хирург обязательно воздействует на близлежащие сосуды, что, как правило, ведет к их повреждению. Кроме того, оперативное вмешательство является стрессом для организма, что приводит к гемокоагуляционным изменениям, активации гемостаза и в интактных сосудах. Именно по этому одними из основных противопоказаний к эндопротезированию являются заболевания сердечно-сосудистой системы (декомпенсированные пороки сердца, сердечная недостаточность III степени, сложные расстройства сердечного ритма, нарушение проводимости - атриовентрикулярная блокада III ст. с нарушением гемодинамики, трехпучковая блокада) и острые заболевания сосудов нижних конечностей (тромбофлебит, тромбоэмболия). Вмешательства на фоне имеющихся у большинства пациентов сопутствующих заболеваний связаны с опасностью развития венозных тромбоэмболических осложнений: тромбоза глубоких вен голени, бедра, илиокавального сегмента и тромбоэмболии легочной артерии. К сожалению, истинное число тромбоэмболических осложнений не всегда очевидно врачу-клиницисту, так как большинство тромбозов "немые" - развиваются на фоне оперативного вмешательства без выраженных клинических проявлений. Возможным последствием операции эндопротезирования может быть, по-видимому, возникновение ишемии в интактном ТБС, что приводит в достаточно короткие сроки к развитию асептического некроза головки бедренной кости (АНГБК).

В Центре новых медицинских технологий с 2007 по 2011 г. нами проводилось лечение пациентов с II и III стадиями коксартроза с использованием синовиального протезирования по авторской методике [27]. Пациентам проводилось трехэтапное лечение, включающее курсы ферментного препарата лонгидаза и сеансы мануальной терапии методами постизометрической релаксации (ПИР). В исследовании участвовало 309 пациентов, которым после первых двух этапов проводилось синовиальное протезирование высокомолекулярными гиалуронатами прямой навигацией под УЗ-контролем [32]. Положительный эффект лечения по новому способу характеризовали данные о том, что в сроки наблюдений (3 года) 26 пациентов с III стадией коксартроза (17,7% от пациентов с III стадией коксартроза) отказались от ожидаемой операции эндопротезирования. Однако за указанное время 8 пациентам (2,59% наблюдений) было выполнено эндопротезирование ТБС.

В течение 2010-2011 гг в ЦНМТ обратились 3 пациента, которым проводилась операция эндопротезирования. Все пациенты жаловались на сильные боли в неоперированном суставе. По данным снимков МРТ до операции эндопротезирования у всех пациентов не было данных об асептическом некрозе головки ТБС на этом суставе, однако, у двух пациентов через три месяца после операции, у одного пациента через пять месяцев после операции по данным МРТ был поставлен диагноз АНГБК.

Ранее нами было показано, что купирование выраженного болевого синдрома, замедление деструктивных процессов и уменьшение очагов деструкции при АНГБК достигается проведением внутрисуставных инъекций перфторана в тазобедренный сустав прямой навигацией под

УЗ-контролем [17, 18]. Предварительно, перед курсами перфторана, проводили лечение низкомолекулярным гепарином (клексан, эноксапарин, вессел дуэ). Препараты этой группы применяются для профилактики тромбоэмболий, особенно в ортопедической практике и общей хирургии; в литературе отмечается успешное применение курсов эноксапарина для купирования АНГБК на ранней стадии [30].

Клинические примеры. Пример 1. Больная П., 53 года, диагноз – деформирующий коксартроз III степени справа. В ожидании плановой операции эндопротезирования проводилось лечение с использованием синовиального протезирования [27]. В 2010 г. проведена операция эндопротезирования на правом ТБС. Обратилась в ЦНМТ через 3 мес. после операции с периодически возникающими болями в левом ТБС; по данным МРТ очаги субхондральной деструкции 3 и 5 мм. Проведен курс клексана; далее вводили перфторан внутрисуставно прямой навигацией под УЗ-контролем, 4 инъекции в неделю в течение 2-х месяцев. На контрольной томограмме выявлено уменьшение очагов некроза до 2-3 мм.

Пример 2. Больной Ш., 54 г., диагноз – коксартроз левого ТБС II-III степени, разгибательные контрактуры по Стотдарту 2 степени, движения в ТБС ограничены; степень выраженности болевого синдрома по шкале Лекена 10 баллов. В ожидании операции эндопротезирования было проведено лечение: 15 инъекций лонгидазы, ПИР, и, затем, 5 инъекций препарата Синокром (2 мл, 1,6 млн. Дальтон) в левый ТБС. В 2008 г. проведена операция эндопротезирования. Обратился в ЦНМТ через 5 мес. после операции с сильными болями в правом ТБС. По МРТ отмечались множественные очаги некроза размером 2-3 мм в эпифизе правой бедренной кости. Проведен курс лечения препаратом вессел дуэ инъекционно и перорально по схеме; затем вводили перфторан 2-х месячными курсами с перерывом 1-2 месяца. Всего было проведено 6 курсов перфторана. На контрольной МРТ в 2011 г. очаги некроза не отмечаются.

Приведенные примеры свидетельствуют о том, что проведение курсов инъекционной терапии перфтораном в сустав, пораженный АНГБК, в сочетании с терапией низкомолекулярными гепаринами может в достаточно короткие сроки приводить к частичному или полному восстановлению структуры костной ткани. Ввиду малоинвазивности и эффективности проводимого лечения можно рекомендовать курсы перфторана в сочетании с низкомолекулярными гепаринами как профилактику ишемии в интактном суставе после операции эндопротезирования.

ГЛАВА 7. СЛУЧАИ АСЕПТИЧЕСКОГО НЕКРОЗА ГОЛОВКИ БЕДРЕННОЙ КОСТИ У ПАЦИЕНТОВ С РЕЦИДИВИРУЮЩИМ ГЕНИТАЛЬНЫМ ГЕРПЕСОМ: КЛИНИЧЕСКИЙ ПРИМЕР, ОПЫТ ЛЕЧЕНИЯ

Асептический некроз (АНГБК) - патологический процесс, являющийся результатом нарушения кровоснабжения кости. Этиология АНГБК многофакторна и связана, в одних случаях с генетической предрасположенностью, а в других - с воздействием определенных факторов риска. Развитие асептического некроза чаще всего может быть вызвано тяжелой травмой или основным заболеванием, которое влияет на кровоснабжение костной ткани. Факторами, провоцирующими развитие асептического некроза, считают долгосрочное лечение стероидами, чрезмерное употребление алкоголя, серповидноклеточную анемию, лучевую терапию, болезнь Гоше, декомпрессионную болезнь. Заболевания, которые также могут быть связаны с развитием асептического некроза – остеоартроз, подагра, атеросклероз и диабет. В течение 2009-2012 г.г. в Центр новых медицинских технологий ИХБФМ СО РАН обратились 8 пациентов в возрасте 29-38 лет (средний возраст 35.5 лет) с диагнозом АНГБК, установленным по данным рентген-, МРТ или КТ диагностики. 5 женщин и 3 мужчин, в анамнезе которых не было ни одного из вышеперечисленных заболеваний. Однако, у всех больных наблюдался рецидивирующий генитальный герпес (РГГ); у пяти пациентов - лёгкая степень РГГ - обострение заболевания 3–4 раза в год, ремиссия не менее 4 мес.; у трех - средняя степень - обострение 4–6 раз в год, ремиссия не менее 2–3 мес. Эта болезнь, как правило, трудно поддается терапии, характеризуется хроническим течением. Связь АНГБК с вирусными заболеваниями не доказана, но обсуждается в медицинской литературе. Асептический некроз считают осложнением у ВИЧ-инфицированных пациентов [33]. Опубликованы данные о развитии АНГБК у пациента с рецидивирующим генитальным герпесом [34]. Число инфицированных вирусом простого герпеса (ВПГ) составляет около 90% общей популяции земного шара, при этом около 11% инфицированных ВПГ страдают генитальным герпесом, а среди женщин репродуктивного возраста он встречается в 7-40% наблюдений. Достаточно быстрое прогрессирование АНГБК у молодых пациентов, которые по своим клиническим данным не относились к группе риска, для которой можно ожидать развитие этой патологии, было связано нами с иммунодепрессией и РГГ.

Традиционно применяемая консервативная терапия больных с АНГБК (электрофорез, иглоукалывание, лазеротерапия в сочетании с препаратами, улучшающими кровообращение), по мнению многих врачей, недостаточно эффективна и обеспечивает лишь кратковременное улучшение на ранних стадиях процесса. Как правило, патологический процесс не купируется не столько из-за поздней диагностики заболевания, сколько из-за применения малоэффективных препаратов и методов.

Ранее нами было показано, что купирование выраженного болевого синдрома, замедление деструктивных процессов и уменьшение очагов деструкции при АНГБК достигается проведением внутрисуставных инъекций перфторана в тазобедренный сустав (ТБС) прямой навигацией под УЗ-контролем [17, 18]. Разработанная технология применялась нами в данном исследовании в совокупности с назначением иммуномодулирующей и противовирусной фармакотерапией.

Клинический пример. Пациент С., 38 лет; РГГ, повторяемость рецидивов 3-4 раза в год, систематическое лечение не проводилось; диагноз АНГБК был поставлен в 35 лет по данным МРТ – признаки АНГБК справа, очаги субхондральной деструкции 3 и 5 мм. Рекомендовано плановое оперативное лечение, операция эндопротезирования. Проводилась сосудистая терапия, долгое время, более 6 мес., для купирования болевого синдрома принимал стандартные НПВП. Обратился в ЦНМТ в 2011 г. в связи с усилением боли в правом ТБС, начал хромать и пользоваться тростью. Некротический процесс в ТБС прогрессировал, по данным МРТ определялась зона разряжения костной ткани справа, сливные кисты. Проводилась иммунотерапия препаратом Ликопид, противовирусная терапия Ацикловиром. На фоне лечения РГГ проведено три цикла внутрисуставных инъекций перфторана и сеансы лазеро-магнитотерапии. К настоящему времени деструктивный процесс купирован, МРТ признаки АНГБК справа, в стадии восстановления.

Технология лечения АНГБК с применением перфторана у пациентов с РГГ на фоне проводимой иммуно- и противовирусной терапии привела у всех пациентов к стойкому купированию болевого синдрома и деструктивного процесса. В сроки наблюдений 2-3 года, при проведении повторных курсов внутрисуставных инъекций перфторана у 6 человек (75%) площадь очагов субхондральной деструкции сократилась; ни одному пациенту не была проведена операция эндопротезирования.

ГЛАВА 8. ЛЕЧЕНИЕ АНГБК ИНЪЕКЦИЯМИ ПЕРФТОРАНА С ДИМЕКСИДОМ

Проблема разработки новых методик лечения АНГБК, приводящего к быстрому разрушению головки бедренной кости [35, 36], особенно у молодых пациентов [37], ведущих активный образ жизни, не теряет своей актуальности. Без своевременного эффективного лечения при АНГБК часто прогрессирует коксартроз, что приводит к невыносимой боли и неподвижности [38]. Тотальное эндопротезирование тазобедренного сустава – радикальный вариант лечения АНГБК, приводящий к купированию болевого синдрома и восстановлению функций ТБС [39]. Однако, в связи с молодым возрастом, многие пациенты предпочитают менее инвазивные процедуры [40]. Таким образом, раннее вмешательство является ключевым для успеха сохраняющих процедур [41].

Известен способ лечения асептического некроза головки бедренной кости, по которому очаг поражения головки бедренной кости иссекают в виде цилиндра, образовавшийся дефект замещают костным аутотрансплантатом из крыла и гребня подвздошной кости в виде двух полуцилиндров, один из полуцилиндров - свободный, второй - на мышечной ножке из части ягодичных мышц, что позволяет обеспечить дополнительное кровоснабжение, предотвратить сдавливание мышечного пучка трансплантата [42].

Известен способ лечения асептического некроза головки бедренной кости в соответствии с которым, вводят двухпросветный баллонный катетер в бедренную артерию ниже отхождения глубокой артерии бедра и осуществляют ежедневную временно-возрастающую эмболизацию бедренной артерии до образования гиперваскуляризации ткани, прежде всего пораженной головки бедренной кости, при этом во время эмболизации селективно вводят лекарственные средства - дипиридамол, улучшающие реологические свойства крови и усиливающие местную микроциркуляцию - простагландины-Е, что улучшает репаративную регенерацию костной ткани [43].

Известен способ лечения асептического некроза головки бедренной кости, в соответствии которым проводят снижение внутрикостного давления на 15% от нормы два раза в сутки в течение 10 дней через поставленную внутрикостно иглу, что позволяет исключить послеоперационные осложнения, улучшить кровоснабжение головки бедренной кости [44].

Известен также способ лечения асептического некроза головки бедренной кости, в соответствии с которым, вдоль оси шейки бедренной кости формируют канал, проводят коррекцию ее проксимального отдела путем межвертельной остеотомии и дополнительно проводят остеоперфорации надвертлужной области без повреждения зон роста и внутренней кортикальной пластинки, а длину конечности восстанавливают путем дистракции [45].

Известен также способ лечения асептического некроза головки бедренной кости, сущность которого заключается в несвободной клиновидной резекции большого вертела, после выполнения которой из глубины образованного дефекта в направлении головки бедренной кости и диафизарной костно-мозговой полости формируют каналы, в которые вводят катетер длиной, равной сумме длин образованных каналов, а затем реимплантируют несвободный клиновидный фрагмент большого вертела, что обеспечивает устойчивое дренирование головки с замещением участков некроза костной тканью [46].

Известен также способ лечения асептического некроза головки бедренной кости, цель которого - восстановление конгруэнтности опорной зоны головки бедра с предупреждением дальнейшего прогрессирования процесса в ней, для чего производят дугообразную базальную остеотомию шейки с сохранением целостности большого вертела и гемикапсулотомию по передней поверхности сустава [47].

Приведенные выше хирургические способы лечения некроза головки бедренной кости имеют следующие недостатки:

- высокая травматичность и объем хирургического вмешательства;

- операции выполняются в поздние сроки болезни - на III стадии;

- большой процент инвалидизации.

Асептический некроз головки бедренной кости является также и проблемой амбулаторной ортопедии. При амбулаторном лечении асептического некроза обычно используют комплексный подход, включающий:

- соблюдение оптимального ортопедического режима и лечебной гимнастики;

- медикаментозную терапию;

- декомпрессионную туннелизацию и пролонгированные внутрикостные блокады;

- внутрисуставную инъекционную терапию;

- коррекцию ходьбы, в т.ч. с применением многоканальной электромиостимуляции;

- электромиостимуляцию;

- физиотерапию (КВЧ терапия, лазеротерапия, магнитотерапия).

Известны также медикаментозные способы лечения некроза головки бедренной кости, о которых упомянуто выше (глава 1, [11, 12]).

Совсем недавно разработан способ стойкого купирования болевого синдрома при асептическом некрозе головки бедренной кости, суть которого заключается в том, что через эпидуральный катетер, соответственно уровню иннервации области тазобедренного сустава, вводят слабый анестетик наропин 0,2% раствор шприцевым насосом в течение 6-8 дней. [48]. Лечение этим способом позволяет купировать болевой синдром при асептическом некрозе головки бедренной кости и, таким образом, отсрочить проведение операции эндопротезирования лицам среднего и молодого возраста.

Традиционно применяемая консервативная терапия больных с асептическим некрозом головки бедренной кости (электрофорез, иглоукалывание, лазеротерапия в сочетании с препаратами, улучшающими кровообращение), по мнению многих врачей, недостаточно эффективна и обеспечивает лишь кратковременное улучшение на ранних стадиях процесса. Как правило, патологический процесс не купируется не столько из-за поздней диагностики заболевания, сколько из-за применения малоэффективных препаратов и методов.

Ранее нами разработан способ лечения асептического некроза головки бедренной кости проведением внутрисуставных инъекций перфторана в тазобедренный сустав прямой навигацией под УЗ-контролем, что позволяет замедлить деструктивные процессы и уменьшить очаги деструкции [18].

Этот способ лечения некроза головки бедренной кости является ближайшим аналогом предлагаемого способа и принят за прототип изобретения.

К недостаткам прототипа относится его недостаточная эффективность по восстановлению тканей головки бедренной кости. Способ позволяет замедлить развитие некроза, приводит к частичному зарастанию очагов некроза, иногда даже полное восстановление субхондральной кости при повторяющихся курсов лечения в течение двух и более лет. Однако, он не купирует болевой синдром, приносящий больным значительные физические страдания, поэтому больные вынуждены принимать анальгетики и противовоспалительные препараты, а сроки лечения - протяженные во времени.

Предлагаемое изобретение решает задачу повышения эффективности лечения асептического некроза головки бедренной кости с применением перфторана, а именно позволяет восстанавливать ткани головки бедренной кости, подвергшихся некрозу, в меньшие сроки и полностью купировать болевой синдром без анальгетиков и противовоспалительных препаратов.

Поставленная задача решается тем, что предлагается способ лечения асептического некроза головки бедренной кости, включающий введение в полость тазобедренного сустава под УЗ-контролем инъекций перфторана в смеси с димексидом при объемном соотношении перфторан : димексид, равном 1: (0.1- 0.3).

Объем каждой инъекции составляет 4-5 мл.

Преимущественно инъекции осуществляют 2 - 4 раза в неделю.

Способ осуществляют следующим образом.

Введение препарата в полость тазобедренного сустава осуществляют под УЗ-контролем из двух позиций: с латерального и медиального доступа. При верификации диагноза пациента учитывают данные рентгеновских снимков, УЗД и МРТ, что позволяет в каждом конкретном случае оценить патологические отклонения суставов от нормы и провести введение препарата с оптимального доступа, как можно более близко к очагам деструкции.

При введении перфторана в смеси с димексидом вначале обрабатывают антисептиком кожные покровы тазобедренного сустава, подлежащего внутрисуставной манипуляции и наносят на них стерильный гель для эхоскопии. Выбирают с помощью аппарата УЗИ оптимальную трассу проведения иглы в суставную щель, учитывая при этом положение сосудов и анатомическую структуру сустава. При этом используют как стандартный В - режим, так и режим доплеровского и энергетического картирования, обеспечиваемые аппаратом Хитачи 8500. Доплеровское картирование позволяет получать более четкое и разрешенное изображение, что, естественно, облегчает наблюдение за введением препарата.

Перфторан в смеси с димексидом вводят внутрисуставно по 4 - 5 мл курсом по 2 - 4 инъекции в неделю в течение, например, 2-х месяцев.

Боль, возникающая в процессе введения препарата, проходит самопроизвольно в течение, 10-15 мин после инъекции. Болевой синдром в тазобедренном суставе, связанный с асептическим некрозом, купируется после первой или второй инъекции. Полное отсутствие болевого синдрома, и стойкое сохранение положительного эффекта лечения позволяет больным полностью отказаться от приема анальгетиков и нестероидных противовоспалительных препаратов. До и после проведения курса инъекций под УЗ-контролем клиническую картину объективно оценивают МРТ тазобедренного сустава.

Инъекции представляют собой смесь перфторана с димексидом в соотношении перфторан : димексид, равном 1: (0.1- 0.3). Перфторан (производитель ОАО «НП «Перфторан» Россия) – это плазмозамещающее средство на основе перфторорганических соединений. Он осуществляет: эффективный газообмен в ишемизированных тканях, удаляет накопившиеся токсические недоокисленные продукты, оказывает выраженный противовоспалительный и мембраностабилизирующий эффект. Димексид является противовоспалительным препаратом и обычно применяется для наружных процедур. Он характеризуется низкой токсичностью и высокой синергетической активностью,

Внутрисуставными инъекциями препарата перфторана с димексидом под УЗ-контролем достигают:

- купирования болевого синдрома с отказом от применения НПВП;

- восстановления кровообращения в ишемизированном суставе и субхондральной костной ткани,

- стимуляции процессов регенерации в очагах некроза.

Боль в месте инъекции при высоких стадиях коксартроза (малым размером суставной щели), сочетающихся с асептическим некрозом, исчезает самопроизвольно через 10-15 мин. после инъекции.

После проведения первых 1-2 инъекций полностью купируется болевой синдром с длительным сохранением эффекта лечения.

Пример 1. Готовят смесь перфторана с димексидом.

Перфторан представляет собой перфторуглеродную эмульсию для инфузий, выпускаемую по ФСП 42-0086-3311-02.

Основу перфторана составляют (глава 2):

Перфтордекалин цис - и трансформа - 11,05-12,0 г ,

Перфтор-N-4-(метилциклогексил)-пиперидин и его изомеры - 3,3-4,3 г.

Плотность эмульсии перфторана ~1 г/мл.

Таким образом, масса 100 мл эмульсии составляет 100 г.

К 100 г аптечной стерильной упаковки перфторана добавляют с помощью стерильного шприца 15 или 20 мл димексида; при плотности димексида 1.1 г/мл добавленные объемы составляют 16.5 или 22 г димексида, соответственно. Таким образом, концентрация димексида в суспензии составляет 14 – 18 % (по массе), соответственно.

После встряхивания полученная эмульсия по внешнему виду не отличается от исходной эмульсии перфторана. Хранят смесь в холодильнике при 0 °С; а перед введением нагревают до комнатной температуры, затем отбирают 4-5 мл шприцем для введения в суставную полость. Курс инъекций в среднем 1.5 - 2 месяца, 2 - 4 инъекции в неделю.

Пример 2. Пациент К., 38 лет, посттравматический некроз головки бедренной кости справа. По данным МРТ очаг некроза 12 мм, в верхнем латеральном квадранте головки ТБС. Прошел два 2-х месячных курса лечения инъекциями ПФ в смеси с ДМСО с перерывом один месяц. После первого курса инъекций боли в области сустава прошли полностью. Пациент отказался от применения анальгетиков и НПВП. Контроль по МРТ через полгода от начала лечения: асептический некроз справа в стадии восстановления, уменьшение размера очага некроза до 6 мм (на 50% от исходного).

Пример 3. Пациентка Г., 34 года, жалобы на боли в правом ТБС, ограничение движений, усиление болей при физических нагрузках, чувство нестабильности в ТБС. Болеет около 4-х лет, лечилась у невролога по поводу остеохондроза поясничного отдела позвоночника, ишалгии. Мануальным терапевтом направлена на рентгенографию костей таза и тазобедренных суставов, на которой выявлен асептический некроз головки бедренной кости справа. Движения умеренно болезненны, ограничены сгибание активное 60, сгибание пассивное 90, разгибание 20, ротация наружная 30, внутренняя 10. Диагноз: АНГБК в стадии фрагментации, показано плановое оперативное лечение – эндопротезирование правого ТБС. По МРТ справа форма сустава изменена, размер очага некроза 17 мм. Высота суставной щели с обеих сторон симметрична, не сужена, D=S=5 мм. Толщина суставного хряща снижена справа. Вероятно, развитие асептического некроза после вирусного заболевания краснуха (лат. rubella), перенесенного в возрасте 27 лет. Прошла два курса инъекций ПФ в смеси с ДМСО с перерывом полтора месяца. В сроки наблюдения 5 месяцев по МРТ наблюдается АНГБК в стадии восстановления: уменьшение размеров очага некроза до 4 мм (на 76,5% от исходного). Болевой синдром значительно снижен.

Пример 4. Пациент Д., 46 лет, двухсторонний коксартроз II стадии. Двухсторонний АНГБК, по МРТ очаги некроза - 2.3 мм справа; 19 мм слева. Проведено лечение курсами внутрисуставных инъекций ПФ в смеси с ДМСО. Сроки наблюдений 8 месяцев. Проведено 3 курса инъекционной терапии. Болевой синдром значительно снижен при проведении первого курса лечения. Контроль состояния суставов по МРТ через 8 мес. от начала лечения: в правом ТБС нет признаков асептического некроза; слева – очаг некроза 9 мм.

После каждого курса инъекционной терапии смесью ПФ и ДМСО проводили введение протеза синовиальной жидкости (препараты

Синвиск, Синокром) для улучшения функционирования ТБС по авторской методике [27].

Приведенные примеры свидетельствуют о том, что проведение инъекций смесью перфторана с димексидом в суставную полость тазобедренного сустава под УЗ-контролем приводит к стойкому купированию болевого синдрома, что в значительной степени влияет на качество жизни пациентов. Курсы инъекционной терапии в достаточно короткие сроки приводят к значительному восстановлению структуры костной ткани и уменьшению размеров очагов некроза, что обеспечивается противовоспалительным эффектом димексида и его синергетической активностью, усиливающей противоишемическую активность перфторана.

Сравнительный анализ результатов лечения асептического некроза головки бедренной кости внутрисуставными инъекциями, содержащими перфторан показал, что эффективность лечения возрастает при переходе от инъекций перфторана к инъекциям смесью перфторана с димексидом (14 – 18 % по массе). Подобранное соотношение перфторан : димексид позволяет полностью купировать болевой синдром, что приводит к повышению качества жизни пациентов, и сокращает сроки лечения.

Далее нами было проведено исследование. Целью исследования являлось улучшение результатов лечения АНГБК на основе внутрисуставных инъекций под УЗ-контролем с применением смеси перфторана с димексидом.

В открытом клиническом исследовании участвовали 158 пациентов, находившихся на амбулаторном лечении по поводу АНГБК в отделениях лаборатории восстановительной медицины Института химической биологии и фундаментальной медицины СО РАН (г. Новосибирск).

В таблице 5 представлены исходные характеристики пациентов с

АНГБК, участвовавших в исследовании.

Таблица 5.

Характеристика больных АНГБК (n = 158)

Показатель	Значение
Пол м/ж, n (%)	46/112 (29,1/70,9)
Средний возраст	46,5±13,7
Локализация АНГБК двухсторонняя/односторонняя, n, (%)	138/20 (87,3/12,7)
Стадии АНГБК I А-С/II А-С, n (%)	104/54 (65,8/34,2)
Коксартроз n (%)	141 (89,1%)
Рентгенологическая стадия по Келлгрену II/III, n (%)	105/36 (74,5/25,5)
Уровень боли в покое по ВАШ	60,11±2,85
Уровень боли при движении по ВАШ	77,27±2,86
Уровень боли при пальпации сустава по ВАШ	48,58±2,57
Ожирение n (%)	98 (62,0 %)
Гипертоническая болезнь n (%)	80 (50,6 %)
Ишемическая болезнь сердца n (%)	24 (15,2 %)

Все пациенты до обращения в наш центр испытывали непрерывные боли в течение длительного времени, несмотря на проводимое консервативное лечение. Большая часть пациентов тростью постоянно не пользовалась, однако, хромота проявлялась в значительной степени.

По данным КТ, МРТ или рентгенологического исследования у 86 (54,4 %) лиц наблюдались множественные очаги субхондральной деструкции с мелкокистозными изменениями в структуре. Критерием включения в группу исследования было наличие АНГБК в стадиях I А-С и II А-С в соответствии с классификацией ARCO (Association Research Circulation Osseous) [22]. Следует отметить, что стадия некроза I C и II C, с поражением головки бедренной кости ≥30%, наблюдалась только у 11 (7,0%) пациентов, все они находились в ожидании плановой операции эндопротезирования. Критериями исключения были беременность, острая инфекция и хроническая инфекция в стадии обострения, онкологические заболевания, наличие тяжелой сопутствующей соматической патологии в стадии декомпенсации. Исследование одобрено Локальным этическим комитетом Института химической биологии и фундаментальной медицины СО РАН (протокол № 16 от 14.04.2009). Все лица подписали информированное согласие на участие в исследовании.

Большая часть пациентов (121 чел., 76,6%) в сроки наблюдения (2 года) прошли два курса внутрисуставных инъекций. Инъекции в ТБС осуществляли, как описано ранее [17, 18], под УЗ-контролем (EUB-8500, «Hitachi», Япония) из двух позиций.

1-я позиция. Препарат вводили в полость сустава с латерального доступа, при положении пациента лежа на боку. Нижняя конечность пациента максимально согнута в коленном и тазобедренном суставах и прижата к животу. Направление иглы в глубину определяли по УЗ-навигации под углом 45° к продольной оси сканирования.

2-я позиция. Препарат вводили в полость сустава с медиального доступа, при положении пациента лежа на спине через паховую область; направление иглы спереди назад, по УЗ-навигации под углом 30° к продольной оси сканирования.

Инъекции представляли собой смесь ПФ с ДМСО (15% по массе). Смесь ПФ с ДМСО вводили в полость сустава по 4-5 мл курсом по 3-5 инъекций в неделю в течение 1-2-х месяцев. Выбор доступа для проведения внутрисуставной инъекции определяли индивидуализировано, учитывали данные рентгеновских снимков и МРТ, как можно ближе к очагу некроза. Боль в месте инъекции исчезала самопроизвольно через 10-30 мин. после процедуры.

Новым и оригинальным в проведенном исследовании было применение для внутрисуставных инъекций смеси перфторана с димексидом, выбор последнего был не случаен. ДМСО является противовоспалительным средством и обычно применяется наружно для лечения ушибов, растяжения связок, воспалительных отеков, гнойных ран, при болевых синдромах различной этиологии. Однако, в медицинской литературе описан широкий спектр фармакологических эффектов, которые проявляет ДМСО при различных патологических состояниях. Препарат характеризуется различными авторами как вещество с низкой токсичностью и высокой синергетической активностью, противовоспалительными и анальгезирующими свойствами, используется при пероральном, внутривенном, подкожном и других способах введения [50]. Описано применение препарата в виде внутривенных инъекций при ишемических состояниях различной этиологии [51], в онкологии применяют внутриопухолевые инъекции ДМСО в смеси с противораковыми препаратами [52], димексид используют для внутрипузырного введения при лечении интерстициального цистита [53]. Внутридисковые инъекции глюкозамин гидрохлорида и хондроитин сульфата в сочетании с декстрозой и ДМСО значительно уменьшают хроническую боль у пациентов с остеохондрозом [54].

Оценка эффективности лечения производилась с помощью визуально-аналоговой шкалы (ВАШ) для оценки боли [23] при движении, в покое и при пальпации; до начала лечения, после проведения первого курса лечения и после проведения второго курса лечения внутрисуставными инъекциями смесью ПФ-ДМСО.

Клинико-функциональное состояние тазобедренного сустава оценивалось по шкале Харриса (Harris Hip Score) для оценки тазобедренного сустава [24]. Объективизация морфологических изменений тазобедренного сустава до и после проведения курсов лечения проводилась по данным магнитно-резонансной томографии (МРТ) пораженного сустава.

Количественные данные обрабатывали методами параметрической статистики с использованием пакета программ «Microsoft Excel». Результаты считали достоверными при p < 0,05.

Результаты исследования и обсуждение. Разработанная нами технология решает задачу повышения эффективности безоперационного лечения АНГБК. Проведение курсов внутрисуставных инъекций смеси ПФ+ДМСО под УЗ-контролем стимулирует восстановление ткани головки бедренной кости, подвергшейся некрозу, в меньшие сроки, чем описано ранее [17, 18] и в значительной степени снижает болевой синдром, что позволяет пациентам обходиться без анальгетиков и НПВП.

Как показало обследование пациентов на момент обращения в клинику, средний показатель выраженности боли в покое до начала лечения был равен 60,11±2,85 мм ВАШ, после первого курса лечения он снизился до 27,69±3,97 мм ВАШ, а после второго курса лечения составлял 16,37±2,08 мм ВАШ. Интенсивность боли при движении до начала лечения была равна 77,27±2,86 мм ВАШ, после первого курса лечения снизилась до 43,58±1,59 мм, а после второго курса лечения составляла в среднем 26,91±2,17 мм ВАШ. Болезненность при пальпации сустава до начала лечения в среднем была 48,58±2,57 мм ВАШ, после первого курса лечения - 33.85±3,79 мм, а к концу второго курса лечения составляла 23,72±3,88 мм ВАШ.

Таким образом, после двух курсов инъекций ПФ с ДМСО боль в тазобедренных суставах достоверно уменьшалась. В результате проведенного лечения у 141 пациента (89,2 %) болевой синдром был снижен и разрушение костной ткани остановлено уже после первого курса инъекций ПФ с ДМСО. У 89 пациентов (56,3 %) по данным МРТ наблюдался АНГБК в стадии восстановления через шесть месяцев от начала лечения. Ни один из пациентов в сроки наблюдения 2 года не сообщил о каких-либо серьезных побочных эффектах проведенного лечения. Подобранное соотношение ПФ : ДМСО позволяет значительно снижать болевой синдром, что приводит к повышению качества жизни пациентов.

После курсов инъекций ПФ+ДМСО в полость ТБС функциональный статус пациентов с АНГБК по шкале Харриса улучшился значительно, в среднем составляя 73,81±19,20 баллов (увеличение на 40,31 баллов (p<0,05).

На наш взгляд, эффект лечения обеспечивается противовоспалительными и синергетическими свойствами ДМСО, усиливающими противоишемическую активность ПФ. К настоящему времени в литературе насчитывается более 2000 сообщений, касающихся изучения биологических и клинических эффектов димексида. ДМСО обладает антикоагулянтным действием, вводится внутривенно в виде 10-20% раствора, подавляет агрегацию тромбоцитов, нормализует процесс фибринообразования, что улучшает тканевую трофику, применяется при лечении инсультов и травм головного и спинного мозга [50, 51]. ДМСО используется как хороший растворитель гидрофобных препаратов, повышающий их биодоступность; растворяет анестетики, нестероидные противовоспалительные препараты, антибиотики; инъекционное применение этих препаратов в смеси с декстрозой и ДМСО позволяет снизить дозу вводимого вещества, а в соответствии с этим и уменьшить побочное действие лекарственных средств. Сочетание низкой токсичности ДМСО с высокой противовоспалительной активностью, анальгезирующие и противоишемические свойства препарата, оптимальные концентрации препарата, подобранные в экспериментальных исследованиях [50-54], учитывались нами при приготовлении раствора для внутрисуставного введения.

Следует отметить, что регенеративные процессы в костной ткани, судя по данным МРТ, протекали быстрее у пациентов с АНГБК в отсутствие коксартроза. Всем пациентам с коксартрозом после курса инъекционной терапии ПФ+ДМСО проводилось синовиальное протезирование вязкоупругими гиалуронатами по авторской методике [55]. Анальгезирующие и противовоспалительные свойства ДМСО позволили в ряде случаев при проведении внутрисуставных инъекций смесью ПФ+ДМСО снять явления синовита в тазобедренном суставе.

Сроки наблюдения два года. За указанное время 5 пациентов (3,2 %; стадии АНГБК – I C, II C) выбыли из исследования, была проведена плановая операция эндопротезирования тазобедренного сустава. У этих пациентов развитие некротического процесса в результате проведения курсов инъекций ПФ+ДМСО было остановлено, болевой синдром значительно снижен, однако область поражения головки бедренной кости была значительной (≥30%), а потому выбором пациентов была операция эндопротезирования. В течение 2 лет 22 пациента (13.9%) с АНГБК отказались от операции эндопротезирования, так как по данным МРТ отмечался АНГБК в стадии восстановления; значительное снижение болевого синдрома привело к нормализации жизненной активности.

Выводы. Полученные результаты достоверно показывают, что проведение курсов инъекций ПФ с ДМСО в ТБС, пораженный АНГБК, прямой навигацией под УЗ-контролем может в достаточно короткие сроки привести к стойкой положительной динамике восстановительного процесса в костной ткани. В результате проведенного лечения у 141 пациента (89,2 %) болевой синдром был снижен и разрушение костной ткани остановлено уже после первого курса инъекций. У 89 пациентов (56,3 %) по данным МРТ наблюдался АНГБК в стадии восстановления через шесть месяцев от начала лечения. Значительное снижение болевого синдрома приводит к повышению качества жизни пациентов и позволяет обходиться без анальгетиков и НПВП. По шкале Харриса функциональный статус пациентов с АНГБК улучшился значительно, в среднем составляя 73,81±19,20 баллов (увеличение на 40,31 баллов ($p < 0,05$).

Заключение

Дегенеративные заболевания суставов занимают в мире лидирующее положение. По данным Всемирной Организации Здравоохранения (ВОЗ), заболеваниями опорно-двигательного аппарата в хронической стадии страдают более 15% населения Земли. Патология суставов чаще всего является причиной первичной инвалидности у трудоспособного населения и относится к наиболее актуальной социальной и экономической проблеме. Прогноз на 2020 год обещает удвоение числа заболевших в различных возрастных группах, особенно среди лиц, старше 50 лет.

Новизна исследования.

1. Впервые разработан и внедрен в клиническую практику способ лечения асептического некроза головки бедренной кости с использованием внутрисуставных инъекций перфторана под контролем УЗИ. (Патент на изобретение «Способ лечения асептического некроза головки бедренной кости». Патент РФ №2426564.

2. Впервые разработан и внедрен в клиническую практику усовершенствованный способ лечения асептического некроза головки бедренной кости с использованием внутрисуставных инъекций лекарственной смеси перфторана с димексидом под контролем УЗИ. (Патент на изобретение «Способ лечения асептического некроза головки бедренной кости». Патент РФ № 2487736.

3. Разработан алгоритм лечебно-диагностических мероприятий у больных с асептическим некрозом головки бедренной кости с учетом причин и механизма возникновения АНГБК, сопутствующих патологий, позволяющий выбрать оптимальный подход при проведении курсов лечения индивидуально для каждого пациента.

4. Определены показания и противопоказания для разработанных способов лечения асептического некроза головки бедренной кости в зависимости от степени поражения ТБС.

5. Проведен анализ отдаленных результатов консервативного лечения АНГБК по новым способам с освещением причин ошибок и осложнений и на их основе разработаны меры по их предупреждению.

Возможная область применения.

Новые способы консервативного лечения АНГБК безопасны для пациентов и легко осуществимы травматологами-ортопедами и ревматологами.

Разработанные способы лечения могут применяться как в отделениях больниц, в центрах восстановительной медицины, так и при амбулаторном лечении асептического некроза головки бедренной кости 1 и 2 стадии развития процесса.

В исключительных случаях, при отказе пациента от операции эндопротезирования, разработанный способ лечения асептического некроза головки бедренной кости может применяться и у пациентов с более высокими стадиями развития некротического процесса.

Народно-хозяйственная и социально-экономическая эффективность от внедрения результатов научных исследований.

Проведенные исследования показали, что существует большое количество вторичных некрозов у активных в социуме пациентов молодого и среднего возраста. Раннее проявление АНГБК характерно для значительной группы больных при лечении основного заболевания - гематологического, аутоиммунного, хронической инфекции, острых вирусных поражений. Как правило, пациенты этой возрастной группы не готовы к проведению операции эндопротезирования. При наличии в этой группе больных клинических проявлений необходимо проводить целенаправленное обследование с целью диагностики ранних стадий АНГБК. Именно в этом случае эффективность разработанных новых комплексных методик консервативного лечения АНГБК позволит добиться положительных результатов и отсрочить проведение операции по замене сустава.

Список литературы

1. Babis G. C., Sakellariou V., Parvizi J., Soucacos P. Osteonecrosis of the Femoral Head // Orthopedics. 2011. Vol. 34. No. 1. P. 39-47.].
2. Lavernia CJ, Sierra RJ, Grieco FR. Osteonecrosis of the femoral head. J Am Acad Orthop Surg. 1999; 7(4):250-261.
3. Vail TP, Covington DB. The incidence of osteonecrosis. In: Urbaniak JR, Jones JR, eds. Osteonecrosis: Etiology, Diagnosis, Treatment. Rosemont, IL: American Academy of Orthopedic Surgeons; 1997:43-49.)
4. Ревенко Т.А., Астахова Е.И., Новикова В.Г. Артроз и некроз тазобедренного сустава у взрослых. Ортопедия, травматология. Киев, 1978. Вып.8. С. 12-17.
5. Самучков М.Л., Смирнова И.Л. Дегенеративно-дистрофические заболевания тазобедренного сустава (этиология, патогенез, лечение). М., 1989. Ч. 1. С. 1-65.].
6. Прохоров В.П. Идиопатический асептический некроз головки бедра у взрослых. Казанский мед. Журнал, 1981. Т. 62. № 6. С. 48-52.].
7. Lieberman J. R., Berry D. J., Mont M. A., et al. Osteonecrosis of the hip: management in the 21st century // Instr. Course Lect. 2003. Vol. 52. P. 337-355.].
8. Макушин В. Д., Сафонов В. А., Данилова И. М., Митина Ю. Л. К вопросу о ранней диагностике асептического некроза головки бедра у взрослых // Ж. Гений ортопедии. 2003. № 1. С. 125-129.,
9. Aldridge J. M., Urbaniak J. R. Avascular necrosis of the femoral head: etiology, pathophysiology, classification, and current treatment guidelines // Am. J. Orthop. 2004. Vol. 33, No. 7. P. 327-332.,
10. А.В. Брюханов, А.Ю. Васильев. МРТ-диагностика остеонекроза. Ж. Медицинская визуализация, 2009, № 4, с.13-19].
11. Патент РФ № 2357736 МПК A61K31/5575.
12. Патент РФ № 2179833 МПК A61B17/56.
13. Усенко Л. В., Царев А. В. Перфторан – современные реалии и перспективы. Ж. Общая реаниматология. 2007. Т. III. № 3. С. 5-7.
14. Мороз В.В., Маевский Е.И., Иваницкий Г.Р., Кармен Н.Б., Богданова Л.А., Лежнева И.Э., Хижняк Е.П., Хижняк Л.Н., Петрова И.Н., Орлов А.А., Суворова Н.В. Эмульсия перфторорганических соединений как средство для лечения нарушений регионального кровотока. Ж. Общая реаниматология. 2007. Т. III. № 3. С. 49-53.
15. Ещин Е. Е. Автореферат на соискание степени канд. мед. наук: 14.00.22. Применение перфторана для лечения гемартроза коленного сустава. Кемерово, 2005, 22 с.
16. Л. В. Усенко, Е. Н. Клигуненко, А. А. Криштафор, А. В. Царев Перфторуглероды в биологии и медицине. Клиническая фармакология перфторорганических соединений Журнал Провизор 2000, № 5
17. Shusharin A. G., Kulikov V. G., Makhotin A. A., Morozov V. V., Shevela A. I. Opyt lecheniya asepticheskogo nekroza golovki bedrennoy kosti perftoranom. Vestnik NGU. Seriya: biologiya, klinicheskaya meditsina. 2010. Vol. 8. No 2. S. 127-129.
18. Shusharin A. G., Kulikov V. G., Lifshits, G. I., Morozov V. V., Shevela A. I. Patent RF No 2426564. Sposob lecheniya asepticheskogo nekroza golovki bedrennoy kosti. Opublikovano 20.08.2011, bull. № 23.
19. Wang C.J., Wang F.S., Huang C.C., Yang K.D., Weng L.H., Huang H.Y., Treatment of osteonecrosis of the femoral head: Comparison of extracorporeal shock waves with core decompression and bone-grafting. J Bone Joint Surg Am. 2005. V. 87. № 11. 2380–2387.
20. Alfredo P. P., Bjordal J. M., Dreyer S. H., Meneses S. R., Zaguetti G., Ovanessian V., Fukuda T. Y., Junior W. S., Martins R. A., Casarotto R. A., Marques A. P. Efficacy of low level laser therapy associated with exercises in knee osteoarthritis: a randomized double-blind study. Clin Rehabil. 2012. V. 26. № 6. P. 523-533.

21. Peter W. F., Jansen M. J., Hurkmans E. J., Bloo H., Dekker J., Dilling R. G., Hilberdink W., Kersten-Smit C., de Rooij M., Veenhof C., Vermeulen H. M., de Vos R. J., Schoones J. W., Vliet Vlieland T. P. Physiotherapy in hip and knee osteoarthritis: development of a practice guideline concerning initial assessment, treatment and evaluation. Acta Reumatol. Port. 2011. V. 36, № 3. P. 268-281.

22. ARCO (Association Research Circulation Osseous): Committee on Terminology and Classification. ARCO News. 1992. № 4. P. 41-46.

23. Belova A. N., Schepetova O. N. Shkali, testi i oprosniki v meditsinskoi reabilitalogii. M.: Antidor, 2001; 439 s.

24. Harris W. H. Traumatic arthritis of the hip after dislocation and acetabular fractures: treatment by mold arthroplasty. An end-result study using a new method of result evaluation. J. Bone Joint. Surg. Am. 1969. V. 51 № 4. P. 737-755.

25. Weiser T, Szelenyi I, Nickel B, Weinrich M. In vitro and in vivo findings about the muscle relaxing properties of flupirtine. Naunyn-Schmiedeberg's Arch Pharmacol. 1992. V. 246 (Suppl 1). P. 22–27.

26. Шушарин А. Г., Куликов В. Г., Махотин А. А., Морозов В. В., Шевела А. И. Опыт лечения асептического некроза головки бедренной кости перфтораном. Вестник НГУ. Серия: Биология, клиническая медицина, 2010. Т. 8, № 2. С. 127-129.

27. Шушарин А. Г., Куликов В. Г., Лифшиц Г. И., Морозов В. В., Шевела А. И. Патент РФ № 2426564. Способ лечения асептического некроза головки бедренной кости. Опубликовано 20.08.2011, бюлл. № 23.

28. Cosmi B., Palareti G. Old and new heparins. Thrombosis Research. 2012. Vol. 129. P. 388–391.

29. Davies L. M., Richardson G. A., Cohen A. T. Economic Evaluation of Enoxaparin as Postdischarge Prophylaxis for Deep Vein Thrombosis (DVT) in Elective Hip Surgery. Value in health. 2000. Vol. 3. No. 6. P. 397-405.

30. Glueck C. J., Freiberg R. A., Sieve L., Wang P. Enoxaparin prevents progression of stages I and II osteonecrosis of the hip. Clin. Orthop. Relat. Res. 2005. Vol. 435. P. 164-170.

31. Hirsh J. Guidelines for antithrombotic therapy. Eighth edition. BC Decker Inc Hamilton, London. 2008. 121 p.

32. А.Г. Шушарин, В.М. Прохоренко, В.В. Морозов, А.И. Шевела. Оценка эффективности комплексной терапии гиалуронатами больных с остеоартрозом тазобедренного сустава. Журнал Научно-практической ревматологии, 2011, № 3, с. 41-45.

33. Matos M. A., Alencar R. W., Matos S. S. Avascular necrosis of the femoral head in HIV infected patients. // Braz. J. Infect. Dis., 2007. V. 11. № 1, P. 31-34.

34. Sirianni M. C., Soddu S., Bonomo R., Pana A. Recurrent herpes genitalis, severe impairment of specific cell-mediated immune response and bilateral femoral head necrosis: report of a case. // Boll. Ist. Sieroter. Milan., 1986. V. 65, № 1. P. 78-83.

35. Li W, Sakai T, Nishii T, Nakamura N, Takao M, Yoshikawa H, et al. Distribution of TRAP-positive cells and expression of HIF-1alpha, VEGF, and FGF-2 in the reparative reaction in patients with osteonecrosis of the femoral head. J Orthop Res 2009;27: 694–700.

36. Cardozo JB, Andrade DM, Santiago MB. The use of bisphosphonate in the treatmentof avascular necrosis: a systematic review. Clin Rheumatol 2008;27:685–8.

37. Lieberman JR, Engstrom SM, Meneghini RM, SooHoo NF. Which factors influence preservation of the osteonecrotic femoral head? Clin Orthop Relat Res 2012;470: 525–34.

38. Alves EM, Angrisani AT, Santiago MB. The use of extracorporeal shock waves in the treatment of osteonecrosis of the femoral head: a systematic review. Clin Rheumatol 2009;28:1247–51.

39. Johannson HR, Zywiel MG, Marker DR, Jones LC, McGrath MS, Mont MA. Osteonecrosis is not a predictor of poor outcomes in primary total hip arthroplasty: a systematic literature review. Int Orthop 2011;35:465–73.

40. Marker DR, Seyler TM, McGrath MS, Delanois RE, Ulrich SD, Mont MA. Treatment of early stage osteonecrosis of the femoral head. J Bone Joint Surg Am 2008;90(Suppl. 4):175–87.

41. Yan Z, Hang D, Guo C, Chen Z. Fate of mesenchymal stem cells transplanted to osteonecrosis of femoral head. J Orthop Res 2009;27:442–6.

42. Патент РФ № 2131709, МПК А61В17/56.

43. Патент РФ № 2179833, МПК А61В17/56.

44. Патент РФ 2286735, МПК А61В 17/56 .

45. Патент РФ № 2051632 МПК А61В17/56.

46. Патент РФ № 2194467, МПК А61В17/56.

47. Патент РФ № 2063719 МПК А61В17/56.

48. Заявка РФ на изобретение №2008117721от 04.05.2008.

49. Ахтямов И. Ф., Анисимов О. Г., Коваленко А. Н., Гурылева М. Э., Будяк Ю. В. Профилактика ранней артропластики тазобедренного сустава при асептическом некрозе головки бедренной кости. Травматология и ортопедия России. 2009; 53 (3): 116-8.

50. Santos N. C., Figueira-Coelho J., Martins-Silva J., Saldanha C. Multidisciplinary utilization of dimethyl sulfoxide: pharmacological, cellular, and molecular aspects. Bichem. Pharm. 2003; 65: 1035-41.

51. Jacob S. W., Torre J. C. Pharmacology of dimethyl sulfoxide in cardiac and CNS damage. Pharm. Reports. 2009, (61): 225-35.

52. Григорович Н. А., Дорофтиенко С. Ф., Григорович Т. М. Клиническое применение препарата димексид. Медицинские новости. 2009; (16).

53. Parkin J., Shea C., Sant G. Intravesical dimethyl sulfoxide (DMSO) for interstitial cystitis - a practical approach. Urology. 1997; 49 (5, Suppl.):105-7.

54. Klein R. G., Eek B. C. J., O'Neill C. W., Elin C., Mooney V., Derby R. R. Biochemical injection treatment for discogenic low back pain: a pilot study. The Spine Journal. 2003; 3 (3): 220-6.

55. Шушарин А.Г., Половинка М.П. (Под ред. д.м.н. Прохоренко В.М.) Комплексная коррекция недостаточности функций суставов при коксартрозе. Монография. Издательство: LAP LAMBERT Academic Publishing GmbH & Co. KG. Germany. 2011. 97 с.

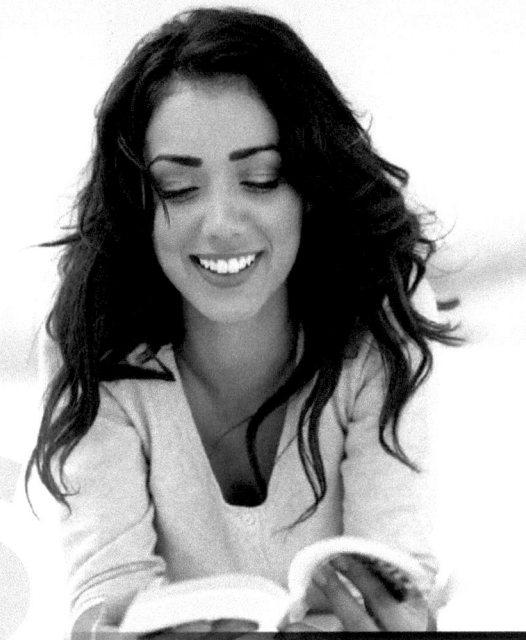

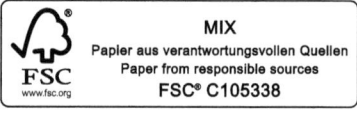